suncolor

suncolor

suncolor

suncolor

掰了，我的大姨媽

更年期後更愛自己，第二青春期的身心整理

Hot and Bothered

What No One Tells You About Menopause and How to Feel Like Yourself Again

珍西・唐恩 Jancee Dunn／著　游卉庭／譯

suncolor
三采文化

更年期不適症狀評估表

沒有＝0、輕微＝1、中度＝2、嚴重＝3

熱潮紅 ______分	精神緊張 ______分	面毛增多 ______分
頭暈眼花 ______分	失眠 ______分	皮膚異常乾燥 ______分
頭痛 ______分	異常疲倦 ______分	性慾減低 ______分
暴躁 ______分	背痛 ______分	性接受度降低 ______分
情緒抑鬱 ______分	關節痠痛 ______分	陰道乾燥 ______分
失落感覺 ______分	肌肉疼痛 ______分	性交疼痛 ______分
總積分______分	總積分超過15分， 就顯示你可能已步入更年期。	

資料來源：衛生福利部國民健康署／婦女更年期保健手冊

獻給我的母親

珠蒂・唐恩

目錄

作者的話

本書提及的所有人名都是真的，內容也是經過當事者同意才收錄，除了我的醫生要求匿名以及幾位友人的姓氏被省略了。

雖然我盡力想讓書中的醫學相關內容精確，但我畢竟不是醫生。我無法提供任何醫學建議，僅能轉達我的個人情況和我看到的治療選項。本書所提之建議，無法替代讀者為自身需求、情況，諮詢醫生後所得的最佳照護方法（我也在文中不斷重複提醒：每個人的更年期經驗都不同）。

多數的人會將更年期與「順性別（cisgender）①」女性聯想在一起，但其實它對所有性別都有影響。很多非二元性別（nonbinary）者和跨性別者也有更年期的困擾，多元與包容在更年期的所有層面上非常重要，我也盡我所能使用中性措辭，因此不刻意使用「妳」（也不使用「她」）。

① 係指性別認同與出生時指定性別相同的人。

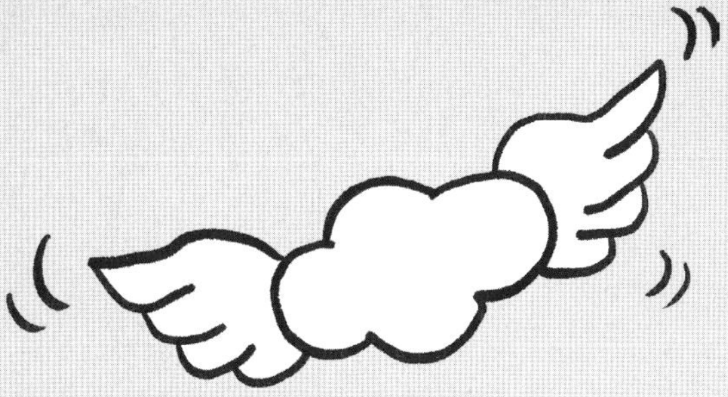

第 1 章

當你不再能生孕時，會發生什麼事？

全世界有一半人口都得面對更年期——
為什麼我們依舊無法侃侃而談？

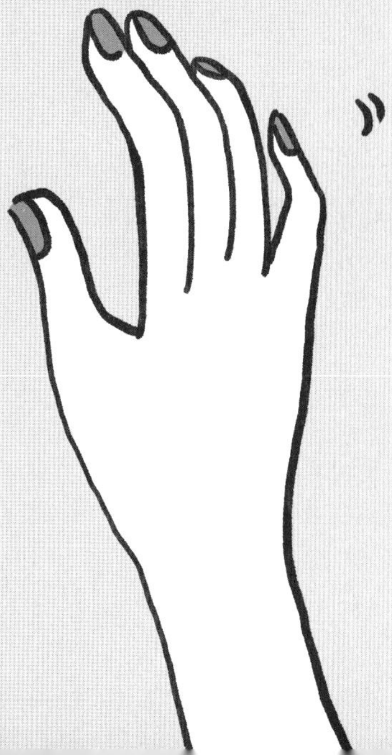

四十五歲那年的夏天，我突然會在凌晨三點時驚醒，這意味著我接下來的數小時都會難以入眠。漫漫長夜無眠，作為一位穩定產出文字的醫療線記者，我會嘗試所有可以舒緩、幾近個人獨白的調整方法：漸進式伸展運動、背誦美國的各州首府、規劃每週菜單等，但這些完全沒有用。白天時，我不僅步履蹣跚、頭暈目眩又疲倦，還得照看著我的寶寶。

是有一個能緩解這一切的有效方法，就是回憶我童年時的家。因此，在一個無眠的夜晚，我回想起以前匹茲堡的家，我最後一次看見它時是在一九七五年。廚房裡有個酪梨色的冰箱，中間有個已經凹陷的棕色格紋沙發，旁邊是假的木製邊桌，上頭嵌了個金屬菸灰缸。每當我父母吸完一根Kool薄荷菸，他們會按下菸灰缸上的按鈕，裡頭的煙灰、菸屁股就會快速旋轉，往下掉入使用了數月、積滿煙塵的收集袋中。

有天晚上我就想，為什麼爸媽不把臭氣熏人的菸灰缸清掉？是因為那些菸屁股他們聞起來很舒服嗎？我們淺藍色的別克車內菸灰缸也總是滿的，是什麼時候開始汽車不再配備菸灰缸和點火器呢？

各種思緒飛竄，我還是無法睡著。我究竟是怎麼了？我從來沒有失眠的問題，我翻來覆去，很怕吵醒身邊的丈夫，也怕擠壓到最近經常痠痛的胸部。

我突然停下所有動作——最近經常痠痛的胸部。

等一下，上次月經是什麼時候來的？我回頭計算著，兩個月。我從去年開始就不再吃避孕藥了，我們一直都是使用效果堪慮的「安全期避孕法」，所以排卵期間我和湯姆會避免行房。

我發現自己會脹氣時，心裡更害怕。「湯姆。」我悄悄地喊了一聲身邊的丈夫，反正馬上就要天亮了，兩歲的女兒很快就會醒來。他一臉迷濛地張開眼睛，我告訴他自己的猜測，他馬上坐直身體。我們一直以來都只想要一個孩子，也對這件事有共識，從沒想過要再生老二，而且我也不年輕了，我這個高齡產婦在四十三歲生日前一週生下席薇。我根本沒想過會在自己四十五歲（將滿四十六）的時候又要重新當媽。因為經常彎腰抱席薇的關係，我的腰背疼痛已久。

湯姆和我安靜地坐在床上，各自想著另一個孩子可能帶來的情緒、財務等問題。

最後，他轉過身緊抓住我的手，「如果真的是懷孕，那麼……」，他停頓了一下，抬頭勇敢表示：「那我們就生下來吧。」

我回握著他的手，沮喪地開口說：「我也是這樣想。」

◆◆◆

但，我沒有懷孕。

我之所以月經沒來，是因為圍停經期了。

現在我知道是這個原因，但那時候的我並不懂。我才四十多歲啊，圍停經期（perimenopause）——即過渡至更年期的階段，「peri」的意思是周圍——根本不在我的腦子裡。當時我還會帶孩子去參加芝麻街主題的生日派對，下巴經常長滿痘痘，連睡衣也是在青少年網站上下單買的，因為比較便宜（別買短版上衣就好）。我知道自己在不久的將來總會要迎接更年期，但至少得等我開始戴全罩式遮陽帽或是穿矯正鞋後才會來吧。更年期不是只有年老女性才有嗎？我一直以為那是離我還遠、還可以逃避的話題。

沒過多久，我的經期變得更紊亂：前個月經血少得可憐，下個月卻像格蘭河②那樣滂沱。平均來說，圍停經期可以維持四年之久，甚至可拉長至八年。其症狀可能來得無聲無息，等你意識到時已成為常態。我的指甲變得像是果仁千層酥那樣脆弱易碎，口乾舌燥更讓我像家裡那隻喜歡毛球的貓咪一樣持續乾咳。

某天晚上我突然醒來，全身濕透，我以為自己尿床了。凡是尿過床的人都不可能忘記那種「老天，又來了！」的感覺。我人生最後一次尿床發生在中學時期，當時我終於受邀可以去好友金的家裡過夜，我還記得那天晚上的每一刻。我們先是看了一集有薛曼・漢斯利（Sherman Hamsley）與賈桂琳・史密斯（Jaclyn Smith）演出的《愛之船》（The Love Boat），接連喝了幾罐葡萄口味的Shasta氣泡飲料。結果準備要上床睡覺時，金的哥哥雷蒙卻一直霸著浴室，彷彿經歷了好幾個小時之久（我當時天真地想過他在裡面能幹嘛啊？）我全身緊張地在金的雙人床上等待雷蒙用完廁所，後來卻睡著了。

深夜時，我發現自己竟然尿在金的床上，嚇得不知所措，如果我不想辦法做點什麼，星期一早上全校都會知道這件事。趁著金還在熟睡，我偷偷地拆下床罩，不斷抖動將近一小時，直到床單變乾後又靜悄悄地把床墊翻面，重新罩上床罩。

金根本不知道這件事。

現在，我躺在床上又有同樣的恐懼，我昨晚幹嘛喝這麼多檸檬水？尿該不會是已經

② **Rio Grande**，全長三〇三四公里，美國第四長的河流，起於美國科羅拉多州的聖胡安山，最終流入墨西哥灣。

滲到湯姆那邊了？

湯姆感覺到我翻來覆去，於是轉身過來，疑惑地看著我濕黏的頭髮，「你剛去運動嗎？」他斜著眼說。

我說才沒有，但最後我也發現自己不是尿床，而是盜汗。

真的是尿床就好了。

◆◆◆

數月後，我在做年度健檢時，向醫生提到自己會盜汗，當時他只做了一大堆無謂的檢查，很快就認定我可能是「壓力大」。這種方便又啟人疑竇的診斷也不能說不對——現在誰沒有壓力呢？——但是研究發現這種診斷更常出現在女性患者身上。時間又幾個月過去，我的症狀越來越多，我因為牙齦出血看了牙醫、皮膚不斷發癢看了皮膚科、心律不整看了心臟科醫師。花費好幾個小時在不同醫師、診所的候診室，我都已經讀完最新一期的《讀者文摘》，卻得不到良好的預後治療。每種診斷都沒把我的症狀與更年期做聯想。

我的個人經歷不是什麼新鮮事：圍停經期女性可能得花上好幾年才能得到正確的診斷和治療。當然，自古以來醫學就常告訴女性，所有症狀都是因為你的胡思亂想，研究也發現，有色女性和體型較大的女性更常見此現象。

後來，當我終於了解自己身體和大腦發生了什麼事時，我被徹底擊垮了。我怎麼會如此愚笨？我可是專業的醫療線記者、作家耶，我為《紐約時報》、《Vogue》和《歐普拉雜誌》報導身心醫學內容超過二十多年，甚至是《GQ》性愛專欄的長期駐站作者。我寫過無數篇女性健康相關的文章，也採訪過數百名醫生和科學家。我每年都會在一月第一週安排好所有健檢計劃，我就是醫生口中「見多識廣又積極的自我健康管理者」。這十多年以來，我怎麼會沒想過這麼重要的人生轉變呢？

如果連我都沒能做好準備，那些不是以報導醫學維生的女性又會如何呢？我曾對聖路易市華盛頓大學醫學院專業發展健全婦產系助理教授兼副系主任瑪克芭．威廉姆斯醫師（Makeba Williams）表示，我對自己的一知半解感到非常驚恐。「喔，你不會相信我每天會碰到多少像你這樣困惑的患者。」這位有專業證書的更年期醫生如此回應。「我們的日常生活鮮少會把更年期當作一種轉變來討論，這點經常讓人防不勝防。所以更年期總是攻其不備，女性不了解自己正經歷的變化，其實與正常、自然的生理改變有關。或者說人們知道的大多是錯誤資訊，我時常得重新宣導，加以重置。」他感嘆道。「目前還沒有引導方法可以幫助女性預先做好準備，但我們得為『更年期』這個概念做好預設，把它常態化，如同過去為青春期做的努力一樣。」

「我生活在美國華盛頓特區，地球上最聰明、最富有的人們都住在這裡，連他們都對這些事毫無頭緒。」喬治城大學醫院臨床助理教授暨泌尿學家與性醫學專家瑞秋．S．魯賓（Rachel S. Rubin）醫師也附和道，他自己開設了一間私人的性醫學診所。

我的母親肯定也是默默咬牙苦熬過這個人生巨變，但他從未對我提過任何相關字眼。我們都經歷過小女生成功轉大人的成年禮，就像猶太教的成年禮貝咪茲霸[3]、婚禮、寶寶派對等等的慶祝儀式，大家會彼此交換關鍵資訊，好幫助當事人順利邁向人生的另一個階段。然而，我們從未聽過什麼更年期派對，當事女性應該要能獲得頸紋霜、攜帶式電風扇和陰道潤滑劑之類的小禮物。但提到更年期，沒有人會想要坐下來「分享」經驗。

不會好好跟你談的，還包括醫生。二〇一三年有份調查發現，每五名婦產科醫學住院醫生裡，接受過正式更年期訓練的人可能不到一位。事實上，一直到一九九三年，美國女性與少數族群才受聯邦明令必須納入臨床實驗對象。

此外，別認為以女性健康為專業的醫生就對更年期有了解。二〇一九年一份針對內科醫學與婦產科學住院醫師的調查指出，只有百分之六點八的人對於如何照顧經歷更年期女性有「適當充分的準備」。

回顧過往，更年期一直被認為是婦科領域，但二〇一三年一份調查的共同作者之一——巴爾的摩約翰霍普金斯醫學院婦產科助理教授沈文（Wen Shen）博士則表示，這現象已經改變了。

「傳統上來說，婦科是有過程或手術的專業科別，所以保險公司通常會順利給付。」沈博士表示。正確來說，非營利組織FAIR Health指出：二〇一八年，全美產科醫師自然接生嬰兒的平均花費為一萬兩千兩百九十美元。「更年期的過渡時期，女性身體會出

---

③ **bat mitzvah**，猶太教中滿十三歲即代表成年，男性的成年禮稱巴咪茲霸（**bar mitzvah**），女性成年禮為貝咪茲霸。

現重大健康變化，這樣的臨床照護需要耗費大量時間諮商，」他繼續說道：「耗費時間為病人推廣健康的老化與預防藥物，相對不容易獲得高給付。」

我的朋友蜜拉發現自己的經期已有一年沒來，他預約看婦產科醫師想了解接下來該怎麼做。在幾次亂無頭緒的問答之後，他的婦產科醫生給他一本更年期手冊、建議他做瑜伽就把他趕走了。「他應該不是輕視我的狀況，我想他可能也不知道該怎麼說。」蜜拉說。

蘿倫・史特萊徹（Lauren Streicher）是西北大學費恩伯格醫學院（Northwestern University Feinberg School of Medicine）的婦產科系教授，「我為學生安排一堂女性性功能與性功能障礙，他們要唸四年的醫學院，但這卻是唯一探討更年期主題的課程，而我只有二十分鐘，而且這堂課還不是必修喔。二十分鐘的選修課！我只好講得飛快。」

就算女性知道要看哪些症狀並確實尋求治療，耶魯大學醫學院的一份研究發現女性也不太可能獲得成果。研究人員調查了五十萬名女性的保險申請，發現有四分之三因為更年期症狀而求醫的人，最後根本未獲得任何治療。二〇二一年有份美國AARP樂齡會④針對三十五歲以上女性的研究發現，只有百分之十八的人表示「有獲得充分的」更年期和圍停經期資訊。

換句話說，有百分之八十二的人對於青春期之後的生理重大變化不以為意。當我開始研究這些症狀時，我真希望自己可以繼續懵懂無知。相關文獻裡充斥著萎縮、退化和凋萎等詞彙。你還會讀到像是乳房體積嚴重縮小，還有性愛次數減少、更年期會出現更高比例的焦慮症等的句子。

以下是一段關於更年期各種尿道失禁狀況的文字敘述：

因為陰道與尿道組織失去彈性，可能會出現經常、突發且強烈想排尿的感覺而不由自主地失禁（急迫性尿失禁），或者因為咳嗽、大笑或提舉動作而失禁（壓力性尿失禁）。

④ 全名為美國退休人士協會（**American Association of Retired Persons**），主要是為退休的專業人士爭取合理醫學保障的非營利組織。

如果我「大笑」，那也是為了不要哭才笑的。第一次讀到這些描述時，我本以為自己還是個風韻猶存的黃金熟女，結果瞬間就變成拄著枴杖、步履蹣跚、頂著一頭花白毛燥的頭髮，準備走入墳墓的人。

◆◆◆

在過渡至更年期的那幾年間，我輾轉看了非常多的醫生，不只是因為我的症狀太離奇，身為自由工作者，我每年的收入也不甚穩定。因此，我得不斷調整健康管理計畫，所以持續找新的醫生。

有些醫生真的很厲害，但也有像那位鼓勵蜜拉去練瑜伽的婦產科醫生。我曾因為自己突然增胖的腰圍問過一個醫生，他拍著自己的大肚皮健談地笑說：「那是因為你中年了啊！」最後只讓我感到更焦躁，我該對突然變大的肚圍一笑置之嗎？如果那裡面其實藏了顆腫瘤呢？

成年後，

我記不得是否曾跟其他女人聊過

這即將發生的事。

——美國主持人 歐普拉．溫弗瑞（Oprah Winfrey）

不少出眾的更年期專家也提到，很多困惑的患者都有類似經驗——在注意到症狀後，立刻聯想到更可怕的疾病。「每一年都有女性患者因為疼痛來找我，明明是很常見的症狀，結果他們看了兩三個風濕病學者後，就認定自己得了萊姆病。」耶魯大學醫學院婦產科與生殖科學系所的臨床教授瑪麗珍・茗金（Mary Jane Minkin）表示。「還有很多人會心悸，他們因此認為自己有心臟疾病。」

更年期聊天室裡最常見的話題就是會預設最壞的狀況。**我要死了嗎？**是現在常在我腦子裡出現的句子，**我應該快死了吧？**也是經常可見；在後續出現的各種討論話題裡，許多人因為更年期而恐慌發作被送急診，深信自己有心臟疾病或中風了。為什麼這種影響全球半數人口的生理過程相關資訊會這麼難找？許多專家告訴我，更年期治療是美國女性健康照護裡最欠缺的部分。

就算有女性知道自己正處於圍停經期或更年期，通常也得靠自己才能找出因應辦法。在另一個圍停經期聊天室裡，儘管參加的人會彼此交換經驗，但他們就像精神藥理學家一樣各持己見。Goop健康高峰會的參加者，以及賣毒品給我前男友的藥頭Big Mikey就說：

鎂、鈣和維生素D補充劑可以幫助我紓壓，每天晚上一點五公克的褪黑激素、三百五十毫克的檸檬酸鎂，但第一週你可以先吃六百五十毫克——注意，如果繼續服用較高劑量的鎂會容易拉肚子。大黃根、快速眼動療法⑤、助眠藥Lunesta三毫克。失眠的部分我是選擇可食用的四氫大麻酚。百憂解、針灸對於哀傷和生理問題非常有效。還有抗焦慮藥和大麻，這可以讓你度過難關。

之前讀到這些方法時，總覺得他們也太過誇張，但如今卻再合理也不過。

◆◆◆

⑤ 一種心理治療方法，被認為可有效治療創傷後壓力症候群。

「更年期」這三個字讓任何人都容易緊張，這個詞彙最早出現在聖經，當然也是輕聲低語表達的。《創世紀》裡有提到，亞伯拉罕的妻子撒拉被形容成「年邁，不再有女性該有的經期」。你幾乎可以想見作者企圖隱晦又旁敲側擊地表達：**他呢，你知道的**……「**停了**」。

古代有些醫生認為，老年女性的子宮最後會不斷在身體四處游移，就像我會在家裡躊躇不定想找到目標讀者。公元二世紀，醫者阿萊泰烏斯（Aretaeus of Cappadocia）表示，女性的子宮會「到處移動」。

好在要將游移的子宮拉住並不會太難，阿萊泰烏斯提到子宮「喜歡香氣，它們身上會有股惡臭，讓人想逃，簡單來說就像是動物體內有動物屍體一樣。」

海倫．金（Helen King）在《佛洛伊德也無法理解的歇斯底里》（*Hysteria Beyond Freud*）一書裡寫到，公元前五世紀的希臘醫者，同時也是現代醫學之父希波克拉底（Hippocrates）曾推論，寡婦體內的子宮因為沒能被滿足，不只會產出毒氣，還會在體內四處狂竄，為的是尋找「香氣」和水分。肝臟便是子宮遊走的其中一站。金還提到，希波克拉底相信「如果女性體腔比以往空洞，就更容易疲累，子宮會因為疲乏而乾枯，轉而投身於『肝臟』，因為該器官充滿水分。」

還有更殘酷的字眼被拿來形容女性生育器官的衰老。人類學家艾米莉・馬丁（Emily Martin）就在他的著作《女性身軀：關於生育的文化描述分析》（*The Woman in the Body: A Cultural Analysis of Reproduction*）揭露一本中世紀教科書裡，關於停止生育的描述：「高齡子宮成為萎縮、滿是皺褶的器官，裡頭只剩下濾泡，來補足大部分的、剩餘的、褪色的、毫無作用的黃體。」這就像是海洋生物學家在氣候變遷過後調查大堡礁，做出悲傷的預知情況。

如果我們繼續以海洋主題來看，維多利亞時期的醫生認定，根據《詛咒：月經文化史》（*The Curse: A Cultural History of Menstruation*）作者群的論述，停經後的女性，乳房會開始長鱗片（從我最近皮膚缺水乾燥的情形來看，胸部確實開始「長鱗片」了）。

在一八二〇年代以前，更年期並沒有正式的名稱。蘇珊・邁騰（Susan Mattern）在《緩慢登月：更年期的科學、歷史和意涵》（*The Slow Moon Climbs: The Science, History and Meaning of Menopause*），提到「menopause」（停經）是「menos」（希臘文的「月分」）加上「pause」（希臘文的「停止、中斷」）而來，我們還要感謝十九世紀法國醫師查爾斯・德・加爾德訥（Charles de Gardanne）的命名，因為他確實為這個名詞的轉型有所貢獻；邁騰還指出，加爾德訥提出了五十種與更年期有關的症狀，包括壞血病、痛風和女性的性慾低落。

十九與二十世紀交會之時，開始有醫師嘗試各種「療法」。一八九七年《更年期：養育兒女末期時女性出現的症狀初探》（*The Menopause: A Consideration of Phenomena Which Occur to Women at the Close of the Child-Bearing Period*）的作者安德魯・F・柯利爾（Andrew F. Currier）醫師指出，更年期女性會用食鹽水來清腸（腸胃應當活動順暢，因為有很多人會在各種時候便秘）。柯利爾發現更年期會有的症狀之一「緊張性疼痛」，也就是我們今日稱的焦慮——焦慮確實是目前已知更年期女性會有的三十四種症狀之一，我們在後面章節會討論更多——他認為要處理「緊張性疼痛」，應使用浸泡甘油和硝酸銀的棉條或是從手臂、腿部扎針放血。

柯利爾強調更年期症狀只會影響特定女性，「在所有會導致退化的疾病，特別是苦於戶外變化、無常生活與勞動的病症中，更年期最不會引起注意或干擾到他人。」柯利爾用男性傲慢的口吻寫道：「只有對高等的種族、在文明生活裡被嬌寵以待的女人來說，更年期才是可怕的疾病。」雖然許多受「退化症」之苦的女性想對柯利爾的說詞提出嚴正抗議，可現今對於更年期女性的描述，確實很少用在低收入、勞動階級人士、非異性戀社群人士（LGBTQIA+）與有色人種上。

亞歷山德・胡伯特・普羅維登斯・盧夫（Alexander Hubert Providence Leuf）同時在他一九〇二年的大作《婦科、產科、更年期》（*Gynecology, Obstetrics, Menopause*）中提醒了相關症狀。盜汗，一酊劑[⑥]內含五至二十滴的顛茄——這個有毒植物即是知名的致命茄屬植物；便秘，因為更年期女性「腸胃遲鈍」，他建議採用無毒劑量的鎂來輔助。

專門著述健康醫學的伊莉莎白・席格爾・瓦金斯教授（Elizabeth Siegel Watkins）在《雌激素萬靈藥》（*The Estrogen Elixir*）裡寫道，十九世紀的醫生會給患者內含動物子宮的藥品，來治療各種與「子宮失能」的相關病症，例如一直都被關注的歇斯底里。女性也會拿到融有子宮萃取物的水解液，還有人則可能被建議去吃「現宰母豬或母牛子宮碎做成的三明治」（當然會有芥末或美乃滋當佐醬）等的原型食物。作家托姆・魯克在《尋

⑥ 以酒精為溶劑，將植物、礦物或動物透過長時間浸泡，取其有效成分得到的濃縮精華，如香草精。

找可體松》（*The Quest for Cortisone*）表示，一八九〇年代默克公司（Merck & Company）成功上市第一種專門調理更年期的荷爾蒙產品「Ovarian」，是把風乾的母牛子宮研磨成褐色粉末，調製成香草口味販售。魯克還註記「很難想像研磨後的母牛子宮，如果沒有另外調味會是什麼味道」。

美國生化學家兼諾貝爾獎得主愛德華·多依西（Edward Doisy）在一九二九年成功分離出雌激素，十年後市面上出現以懷孕母馬尿液製成的更年期產品，名字也取得名符其實，就叫做「馬雌激素」（Premarin，普力馬林）。普力馬林有個經典廣告——一個一臉厭煩的公車司機，旁邊的廣告文案寫著「**缺乏雌激素讓他難受**」，而鏡頭另一邊則是一位焦躁、外表明顯不年輕的女性乘客，他生氣的臉下方打上了台詞「**這就是為什麼**」，更年期被視為問題——對男人來說，更是個問題。

一九七〇年代，普力馬林有一則廣告是我最喜歡的。廣告裡一位戴著老花眼鏡、表情憂鬱的中年男子，手裡抓著報紙，身旁分別站了兩位畏畏縮縮的少年，前方站著一位老婦，手扶著額頭，**本來幾乎所有鎮定劑都能讓他冷靜下來……**文案繼續寫……**但年邁如他，可能最需要的是雌激素**。廠商也確實面面俱到，後來有另一個版本廣告：普力馬林含有苯巴比妥（phenobarbital），這是一種用來治療焦慮和「控制癲癇」的強烈藥物，容易使人上癮。

有天，我和媽媽一起在園藝中心採購，我和他提起七〇年代那則普力馬林廣告。我的母親非常和藹可親——他是園藝大師，會親手烘烤餡餅，最愛粉色麻花針織毛衣——但他也很會酸言酸語，不僅能出口成髒，手腕上還有一大隻黑烏鴉刺青，那是他六十八歲時給自己的禮物。

我講到一半時，他突然插嘴：「你知道我以前有吃普力馬林吧？就是馬尿做的那個東西。」

我放下手上正在研究的蕨類盆栽，「你說什麼？」

媽媽點頭道：「我曾試過荷爾蒙療法，大概有十年吧。」

我說我不知道他曾經做過荷爾蒙療法（我也確實從沒想過要問）。他聳著肩表示：「八〇年代時都是這樣的，我跟醫生說自己正經歷更年期，他就要我做荷爾蒙療法。」

這是媽媽和我第一次討論起荷爾蒙療法——在我五十歲之後。

他繼續說，八〇年代時他在一間專門做辦公室室內設計的工作室上班，「我的臉會在開會的時候大冒汗……」他回想，「我都得趁沒人注意時趕快擦掉。但我想他們應該注意到了，肯定發現了。」

他挑了一株天竺葵欣賞，「我知道自己可能碰上了更年期，但你們幾個都沒有注意到，反正也不是什麼你們會想談的話題。」他說：「不過我也沒跟任何朋友說過這件事，就算我非常燥熱、熱潮紅，還不斷流著汗，我一個字也沒說。」他去看了婦產科醫師，「你記得賽門醫生嗎？天哪，他手超冰的。總之，我記得他幫我做了個檢查，然後看了結果就說：『喔，你的子宮乾枯了。』」他笑著說。

在他開了普力馬林的處方後，媽媽說：「這真的讓我控制了滿臉的熱潮紅冒汗，我也不再感到憤怒，婦產科醫師說普力馬林還能強化骨骼，那個藥裝在圓盒裡，我每天剝一下隔天就能吃，非常方便。」

我問他是在幾歲時停止服用普力馬林，他想了約一分鐘後回答：「大概是五十八歲吧，開始有新聞報導說這藥對身體不好，那時也不像現在隨時都可以用谷歌搜索，你只能相信正確的資訊。但我跟你說，其實我很希望自己有繼續服用，因為我的熱潮紅，特別是在夜間，後來持續了好些年，很多年啊！」

我幫他把玫瑰花搬上推車，並問他服用的是否是含有苯巴比妥的普力馬林，「是那

我覺得好熱，因為我罹患了「更年期」這種罕見疾病。

平均每一位女性就有一位會經歷到，

所以到目前為止還沒被發現。

沒有人真的了解這種病，

因為男性不會犯病，所以就沒有資料紀錄或研究。

——英國單口相聲演員 布莉姬·克莉絲蒂（Bridget Christie）

種會讓人不省人事的成分嗎？可能吧，我也不記得了，但感覺上是個不錯的主意。」媽媽一向依賴安眠藥入睡。

◆◆◆

更年期女性能取得的藥物和療法不只荒謬、粗暴，大多數還尚未經過檢驗——如果這些醫藥商討能讓女性參加就好了。

就算多依西醫師在一九二〇年代成功分離出雌激素，二十世紀女性健康的研究仍然非常少（關於有色人種更年期女性的研究，至今仍然寥寥可數）。六〇年代初期，研究人員發現女性到了更年期會因為雌激素減少而增加罹患心臟病的風險，於是他們做了第一次的試驗，想檢測雌激素補充品是否能成功地預防及治療。一九七三年發表了研究成果，但該實驗的研究對象是八千三百四十一名男性，完全沒有任何女性。

更年期的治療是場「徹底的災難」，喬治城大學醫學院的瑞秋・魯賓（Rachel Rubin）如此說著。更年期女性的生活品質從來就不是大家關心的重點，他繼續補充：「我是一個診治所有性別的泌尿科醫師，我們重視男人的排尿、性功能、性慾、勃起，我們也熱愛討論生活品質，但這些話題從來不在女性身上。女性從來不是生活品質的主導人物，我們只會不斷討論如何減少風險，這是否會讓你死亡、是否會罹患癌症、這是否會傷害到胎兒？」他嘆氣繼續說：「我們對女性生活品質的討論與關心遠遠不夠，甚至連適合的詞彙都沒有。」

他換個口吻說：「我們看到的訊息永遠是『你老了，重新調整胸罩肩帶吧！女人，你要再努力一點！打坐、要運動！你為何不多做一點運動？』我們的社會並沒有告訴大家『這是個會讓你難受的生理狀況，或許有其他辦法可以解決。』」

英國歷史學家露易絲・福克斯克羅夫特（Louise Foxcroft）在其著作《更年期熱潮紅與科學研究》（*Hot Flushes, Cold Sciences: A History of the Modern Menopause*）提到：「我們目前只知道人們害怕更年期，這種懼怕感是出自普遍、以男性角度出發的醫學厭惡，認為更年期就是生育力、繁殖力、美貌、可嚮往性與價值的終點。」（英國稱此為熱潮紅與更年期）。在這個講求年輕活力為上的社會裡，如果卵子過了保質期，那就直接出清！

最重要的是，「逆轉青春期」（Reverse Puberty）這個醫學語彙目前仍帶有文化侷限感。西雅圖有間為更年期女性提供遠距醫療的公司，其創辦者吉兒．安傑洛（Jill Angelo）告訴我，他曾經和一群潛在投資客碰面，當中有人很擔心地問他更年期的「噁心要素」。人們對更年期的恐懼也源於未知，哈佛醫學院女性健康心理學教授哈玎．喬菲（Hadine Joffe）與寶拉．A．強森（Paula A. Johnson）表示：「我大概能懂，因為人們對更年期一知半解，不知道這到底是什麼，所以他們抱持著負面的聯想和印象。」

喬菲也說：「上谷歌搜索『懷孕』的圖片，出現的圖像都是快樂、可愛的。但如果你改用『更年期』搜索，不僅不會提到這是正常生活出現的過渡變化，反而是各種症狀和相關問題。更不會提到這是中年的正常過程，內容都是用氣憤的口吻討論焦躁和失眠。為什麼與更年期相關的第一種聯想都是這些問題呢？也是有人不僅順利渡過，還沒有遇到這些問題。」

「喔對了，我經常在街頭演說時向人們闡述這個世界是如何忽視更年期——這明明是每位女性邁入中年時都會碰到的經驗，最讓我生氣的是，這種現象根本就是歧視老年人、也歧視女性。」芝加哥醫學院附屬伊利諾斯大學精神心理婦產科教授、曾擔任北美更年期學會（North American Menopause Society）會長的寶琳・馬基（Pauline Maki）如此表示。

身為泌尿科醫師，魯賓醫師向來喜歡用比較輕鬆的方法來幫助男性患者理解何謂更年期。「我對所有男性患者說：『想知道更年期是什麼感覺嗎？我們只需要把睪丸切除，然後想想這樣會有什麼副作用……熱潮紅、盜汗、腦霧、憂鬱、心血管疾病、性慾低下、勃起障礙，更年期就是如此。』」

社群媒體上對於更年期的描述也多是負面內容，魯賓醫師補充：「我常說更年期使用了宇宙史上最慘的公關宣傳。」每每要用正向資訊包裝這一段人生，想擊敗那些女性中年生活的負面刻板印象，「但社群媒體上，我們就是贏不了。」

目前全美國四十至五十四歲的女性大約有三千萬人，為什麼我們對這個人生重要過渡期沒辦法做好萬全準備呢？這階段明明會影響家庭、朋友和工作、同事，也會影響到非二元性別者和跨性別者。不是每一位女性都有生產經驗——近年來，美國的生育率已經下降，二〇二一年的美國人口普查局（U.S. Census Bureau）報告就發現，每六名超過五十五歲的成人當中，就將近一位膝下無子，但所有女性只要活得夠久，就會經歷更年期。這是全美近一半人口都共有的經驗……只不過沒有人分享心得。

如果更年期平均年齡是五十一歲，全美女性平均壽命為八十，那他的人生有三分之一都在更年期，更年期無法「熬過」，因為一旦進入了就離不開了。

「這不像是把門打開、關上。」耶魯大學醫學院婦產暨繁殖科學系教授、更年期計畫總監露伯娜．帕爾（Lubna Pal）表示：「這是一段路途，不是疾病，更年期是人生的一個階段。」

Honey Pot公司於二〇一四年創立，是一間專門生產植物性女性護理用品的公司，其創辦人碧雅翠絲．狄克森（Beatrice Dixon）的理念是「以有陰道之人為有陰道者服務」，這句話可真是直言不諱。「大多時候，我們都覺得自己是正在經歷更年期的唯一一人，但我們之所以能同心協力，正是因為我們在同個時間經歷同樣的鳥事！既然我們所有人都在同一艘船上，更年期怎麼會是不可多談的禁忌呢？」

狄克森表示如果員工在產品會議裡感到不自在——好比Honey Pot的失禁衛生棉和護墊系列，主打「讓你不受滴漏之苦」，而漏尿是更年期主要症狀之一——狄克森會馬上糾正他們，「如果我聽到有人說：『呃，我不太想討論失禁的事。』既然你不想討論，那就別來。我會提醒他們這星球所有人都從陰道來的，不論何時，只要有任何鬼扯、荒誕的事情與之相關，我就會往那裡去。」

狄克森是對的：我們沒有時間浪費在無謂的事上。根據北美更年期學會經常被人引用的數據來看，在二〇二五年前全世界會有超過十億的女性進入更年期，所以是時候認證這個人生過渡期，予以常態化了，一起來吧。

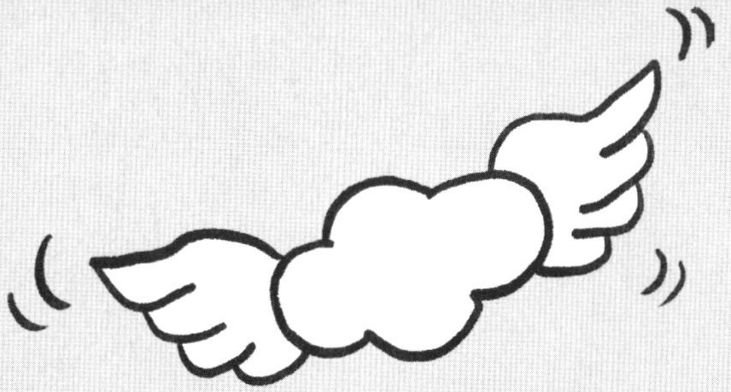

第2章

這些我怎麼都不懂？

初經來時，有人對我們「說明」，
最後一次卻什麼都沒有。

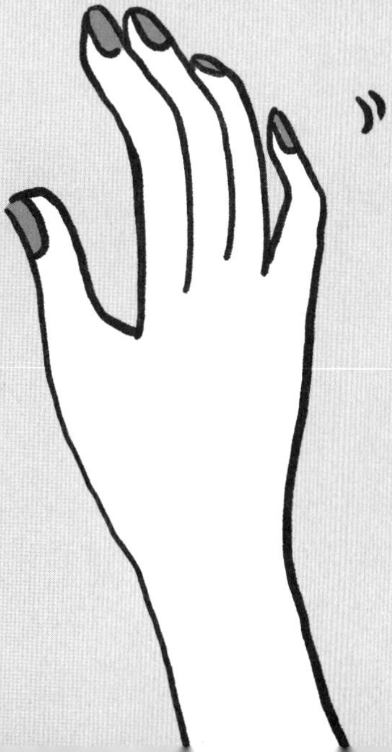

傳說中，圍停經期與更年期有三十四種症狀，其中有些確實很不可思議。

除了大家都熟悉的熱潮紅、盜汗和經期不規律，還有以下這些：情緒波動，性慾驟降、乳房痠疼、頭痛、陰道乾燥、口乾舌燥、手腳末梢刺痛、牙齦炎、疲倦、脹氣、消化道問題、關節疼痛、抑鬱、肌肉痠痛、皮膚乾癢、易觸電、睡眠品質極差、腦霧、記憶喪失、頭髮稀疏、指甲乾裂、變胖（平均增胖五磅，我自己則更多）、尿失禁、頭暈或暈眩、過敏情形增多、骨骼疏鬆、心律不整、體味變重、易怒、焦慮和恐慌。

乾燥幾乎已經是常態了，我自己有記錄：我全身可以乾枯的部分都乾了，從頭皮到腳皮，就連本來一向柔軟Q彈的耳朵，現在也變得像市售的芒果乾般，甚至像皮革那樣充滿韌性。我的脖子也變得超乾，乾到會脫皮、掉下超多皮屑，原本的白色毛巾都要變成淺棕色了（各位正處於圍停經期的姐妹們，讀到這裡，我強烈建議你們一定要買罐滋潤型的頸霜）。

我的私處也經歷了悲慘的「氣候變化」，從熱帶叢林快速變成不毛沙漠；跟丈夫做愛時，我都覺得他好像戴上用人工草皮做的保險套；我的頭頂不僅頭髮稀疏，這些毛髮好像會跑一樣，在我身上的其他莫名地方開始生長，好比手腕內側。

對了，我的身體突然出現詭異的怪味，像是在炎熱八月穿了一整天聚酯纖維上衣後會散發出來的化學酸味，中調是狗毛被淋濕的味道，前調的甜味其實是加油站的垃圾桶味。不管我是不是剛洗過澡，或腋下抹了多少止汗劑，那怪味就是會出現（根據克利夫蘭診所所述，荷爾蒙不穩定確實會影響體味——包括私處，這都是正常現象）。

我問了耶魯大學醫學院的瑪麗珍．茗金，在他數十年的臨床研究經驗來看，那所謂的「三十四種更年期症狀」是否精確，他思考了一分鐘表示：「嗯，大概就是那樣。」

某個狂風大作的秋日早晨，我到耶魯大學的婦產科辦公室拜訪他。消除彼此戒心後，智慧過人的茗金令人意外地接地氣（我很快就發現「屁勒」是他最常說的口頭禪）。見面時，他身穿俐落的白色醫師袍，臉上戴著大尺寸的黑框眼鏡，他充滿活力地要我坐下。我告訴他，我的月經沒來，本來以為是懷孕了，他點著頭說：「相信我，我曾為本來沒打算懷孕的四十七、八歲女性接生過。」他繼續講，讓他驚訝的是，他們當中有些人不僅真的懷孕了，而且預產期還是女兒打算結婚的日子，「結果他女兒把婚禮延了一個月，讓寶寶、他的妹妹或弟弟先出生，」他搖頭不敢置信地表示：「這種故事我可編不出來喔。」

我問茗金醫師其他比較不被大眾知道的更年期症狀，像是關節疼痛，他點頭回應：

「關節疼痛就像是纖維肌痛，疼痛程度並不輕，而女性通常不知道為什麼會這樣，明明已經看了一大堆風濕病學家。我認為是關節間的內層，也就是滑液膜這個內層乾掉了，而雌激素能潤滑這層膜，就像是在門鉸鏈上油一樣。我通常會告訴患者要考慮做雌激素療法。」

許多女性也反應他們有「蟻走感（formication）」感覺就像是有蟲在皮膚上爬（forma即是拉丁文的「螞蟻」之意）。有蟲在身上爬當然不舒服，不論是真的蟲或幻想中的蟲都一樣。

其他人則是感覺自己的聲音變得越來越低沉或是更「粗啞」，這也不是他們憑空想像。貝魯特美國大學（the American University of Beirut）耳鼻喉科與頭頸科系教授、漢姆丹聲音中心（Hamdan Voice Unit）創辦人阿布都拉提夫·漢姆丹（Abdul-Latif Hamdan）醫師指出，有研究顯示雌激素與黃體素的減少確實會影響女性的聲帶功能。他表示研究結果當中，有許多症狀被稱為「更年期後聲音症候群（Postmenopausal Vocal Syndrome，簡稱PMVS）」，包括聲音疲乏、音域消失、無法發出高音、聲音變低沉，需要經常清喉嚨。

還好他也在研究中發現，比起其他作法，更年期荷爾蒙療法就可以改善部分症狀，比如聲音低沉，「只需恢復更年期出現以前的荷爾蒙狀態。」如果你看過好多中年女歌手還能飆高音，而家裡奶奶的聲音卻越來越像詹姆斯・厄爾・瓊斯[7]（James Earl Jones），那這些歌手極有可能是用了荷爾蒙療法。英國歌劇演員萊絲利・加雷特（Lesley Garrett）專門唱女高音，他便曾讚嘆荷爾蒙療法拯救了他的聲音和事業（使用自動調諧器時，歌劇演員的聲音會原形畢露）。

◆◆◆

更年期不僅會影響所有女性，有越來越多的研究指出，更年期症狀各不相同，有些甚至會因人種而有非常大的差異。全美女性健康研究（Study of Women，簡稱為SWAN）

[7] 美國男演員，曾為《星際大戰》（STAR WARS）的「黑武士」配音。

的一個開創性研究，便追蹤了美國一九九四年以來的中年黑人、白人、華裔、日本和西班牙裔女性，揭露了所有差異之處。

二〇二二年全美女性健康研究發現，比起白人，黑人女性在更年期時會有更嚴重的憂鬱傾向且有睡眠中斷的情況，而他們獲得治療的機會比較少。至於拉丁裔女性，研究發現他們比其他族裔女性更容易有陰道乾燥和尿失禁的問題。

二〇二一年度全美心臟學會會議上展示的研究指出，黑人女性有三倍多的機率會經歷過早更年期（四十歲以前出現），之後發展成心血管疾病的機率多了百分之四十。儘管所有女性的生理體態類似，但每個人的經驗都不同。

有些醫生會把更年期稱為「逆轉青春期」，很多女性都有類似的經歷：時不時地大哭、沒有安全感、情緒起伏大、長痘痘、身體出現意外變化（打從我十歲以來，每次碰到不開心的事就會躲進房間把音樂放到最大聲，不過現在我不會在日記裡寫「這地方爛死了」）。

但有些事情是明顯地不同：青春期期間，青少年會覺得所有人都盯著自己看，但更年期通常不會有這種感覺，因為在更年期症狀出現之前，我們早已成熟到會懷疑人生就是這樣了。

就像是有人在我身體裡放了個火爐，

然後把火開到最大，所有的一切開始熔化。

我心想「這太瘋狂了，我做不來」。

——美國前第一夫人 蜜雪兒．歐巴馬（Michelle Obama）

並不是每一個女性都能忍受更年期症狀。茗金告訴我，最理想的情況是已經一年沒有月經並且感覺正常。「百分之二十的女性從來不會有熱潮紅的問題。」茗金指出。

而且也不是所有症狀都這麼糟，「子宮肌瘤通常會在更年過渡期間縮小，因為滋養肌瘤的雌激素變少了。」茗金開朗地說。

他在耶魯的同事露柏娜．帕爾這時帶著一杯茶走進來，「而且有月經也不是什麼開心的事吧，對嗎？」他冷冷地說，我們都笑了。

◆◆◆

多虧所有更年期相關討論都充滿歧視老年和歧視女性的內容（老實說，我們女性的人生也是），因此沒人知道要將更年期放在當前社會文化的哪一塊。

大眾流行音樂裡也看不見更年期這個概念，偶爾會成為廣泛的侮辱詞彙，就像歌手史努比狗狗《Upside Down》的歌詞，他威脅要把一個對手當成「老太婆，要『更年期』

他（like an old bitch and menopause him）」。還有一個少見的例外是Prince王子曾在《Jack U Off》裡寫了比較溫和的文字：「我只會因為值得而做／不論是處女還是更年期／我來做就能讓你心臟病發。」（還有誰的歌比他更能緩解陰道萎縮呢？）

在電視上，更年期通常是竊笑私語的主題，但也有一些例外。一九七二年，肥皂劇《全家福》（All in the Family）破天荒出了一集〈伊迪絲的問題〉，該集內容是媽媽伊迪絲講到自己「既想跳進熱水澡又想跳出來，還有人將我頭上的髮圈箍得死緊。」劇中伊迪絲的女兒表示這只是「變化」，伊迪絲的丈夫大聲斥責他，只給他三十秒做完這些事。雖然這一集的內容現在來看非常拙劣，可是它贏得艾美獎，在還不能公開討論更年期的那個時代算是非常創新，電視評論員大衛・梅洛（David Mello）寫道：「但《全家福》確實重重撞擊了那道社會隔閡，該集內容也因此而永遠長存。」

一九九〇年，《天才老爹》（The Cosby Show）裡的媽媽克蕾兒直言不諱地告訴孩子，他的更年期開始了。孩子們個個抓狂，於是他便誇大所有症狀好嚇唬他們——他大叫：「我一個人也能讓這房子著火！」然後跑去冰箱，打開冷凍庫的門，把頭埋進去，最後他才坦承自己太誇張了。

過去幾年來，開始有女性發起的研究更接近最切合事實的真相。近年相當火紅的喜劇《邋遢女郎》（Fleabag），在二〇一九年時有一集，克莉絲丁．史考特．湯瑪斯（Christina Scott Thomas）飾演的柏琳達對女主角說：「女人天生就帶著疼痛，這是我們身體的命運：經痛、胸部脹痛、分娩。我們身上的疼痛循環數年不懈——然後呢，就在你覺得自己願意與之和平相處時，該死的更年期又來了。這可是全世界最該死美好的事了，你的整個骨盆底壞了，而且你會該死地燥熱，但沒有人會在乎，那又怎樣？你自由了，你不再是零件完好的機器。」

女主角打斷他說自己聽人講更年期很糟糕。「確實很糟啊，但也非常棒。」柏琳達回應。

以上完美地總結了我個人的經驗，柏琳達描述的正是人類學家瑪格麗特．米德（Margaret Mead）說的「後更年期的滋味（Postmenopausal Zest）」——有種快樂愉悅的感覺湧上。這種歡樂遠遠超過購買棉條時的甜蜜解放，以及持續害怕是否懷孕。這種自由感是因為不再受限於「要取悅他人的疾病」，我的確也覺得更年期讓我感到更有自信，比較不怕風險，也不需要因為擁有自己的時間和空間而感到抱歉。

二〇二一年的迷你劇《九位完美陌生人》（Nine Perfect Strangers）裡，梅麗莎・麥卡錫（Melissa McCarthy）飾演中年的暢銷作家法蘭西絲・維爾提（Frances Welty）。法蘭西絲第一次遇上由巴比・卡納維（Bobby Cannavale）飾演的托尼便很欣賞他，他告訴他自己正處於熱潮紅發作——他則建議使用黃體素。就算只是近幾年的事，男人和女人用更年期荷爾蒙療法作為初識彼此的話題，也是難以置信的。

會討論圍停經期的節目更是少之又少。唯一的例外是二〇二二年《黑人當道》（Black-ish）的某一集，崔西・艾利斯・羅斯（Tracee Ellis Ross）飾演的彩虹正經歷圍停經期。他說：「不管怎樣，我正在試著處理好這個圍停經期，今天我追著冰淇淋車跑了三哩遠，然後他們告訴我說綜合水果口味已經沒了，我氣到把車子打凹。」

他的婆婆露比表示其實沒那麼糟，「這些又屬於你了啊。」他一邊指著彩虹的身體一邊說：「你終於也能問問自己，彩虹想要做什麼？這是屬於你的時間。」

露比說的沒錯。

◆◆◆

讓我們就像大衛．鮑伊曾經唱過的歌詞「讓我們轉身面對不可思議」，準確點來說，我們應該要從正在改變的部分開始面對。

大部分雌性動物的一生都在繁殖生育，但在人類身上，相較於其他器官，子宮會異常地快速老化——即便我們的預期壽命不斷地延長。

過去一百五十年以來，致力於研究老化的生物醫學研究機構巴克研究中心（Buck Institute）執行長艾瑞克．維丁（Eric Verdin）曾表示，人類的預期壽命每十年會增加兩年。這意味著我們已經從一八五〇年只能活三十八歲的平均壽命，增加到當前可以活到七十九、八十歲——多了將近一倍。

那麼，為什麼女人可以在生育期結束後繼續活數十年，但七老八十的搖滾男明星還是拈花惹草，照顧嗷嗷待哺的嬰兒呢？

男性與女性都會經歷荷爾蒙退化，女性的雌激素與黃體素會在圍停經期期間起伏不定，在更年期期間驟減，更年期結束後僅存留一點。而男性的睪固酮值則是隨著年齡增加而慢慢減少——從四十歲開始，大約是每年減少百分之一或二，穩定地遞減。

這也是為什麼新聞記者想出來的非醫學詞彙「男性更年期」會讓許多醫生生氣。一份二〇〇七年在醫學期刊《更年期》裡的社論宣稱「所謂的『男性更年期』，應該是指男性荷爾蒙因為老化而減少的現象，但字面卻顯得不太有活力」。你可以直接想像筆者提到「男性更年期」時翻了白眼，「現在該是時候讓這名詞消失了」。

為什麼與年齡相關的荷爾蒙改變會有如此差異？演化生物學家們已經尋找答案超過五十年。

有個主要的說法最早於一九六〇年代提出，稱為「祖母假說」，這也回答了二〇二二年Jeopardy!網站上提出的「為什麼女人不會因為更年期而死？」。這假設推定女人之所以在黃金繁育時期過後還能活得長壽，是因為他們能夠賦予子孫利益，像是提供食物、照顧下一代。該理論認為，幫忙照顧已經出生的孩子比起生育，在演化上是更好的投資，因為生育風險比較大。

那要如何知道自己會在何時真正地喪失生育能力，而且子宮實際上也沒有作用了？更年期是指女性最後一次生理期（即停經日）又過完完整的十二個月，核桃般大小的卵巢也停止排卵。更年期也會因為癌症的化學治療而出現變化，因為化療可能會對子宮造成足以引發更年期的傷害。

更年期還可能因為做了特定手術而被引發。「手術更年期」是指因為醫藥治療而引起的更年期，像是製造荷爾蒙的兩個卵巢都被摘除。這種情況下，更年期會在手術完後立刻開始出現荷爾蒙變化，不會等待數年才發生。費城婦產科外科醫師、女性醫學專家凱倫・唐恩（Karen Tang）表示，醫生們原本是排斥用移除卵巢來治療子宮內膜異位之類的症狀，「他們會說：『你已經四十九歲了，卵巢也沒什麼動靜，你沒有懷孕，你不會注意到有什麼變化啦。』不過現在對於手術更年期，醫界已經有很大的改變。」

過去數年以來，唐恩說：「有兩個重大研究都有非常龐大的數據指出，即便當事者已年過六十，手術更年期的人罹患嚴重心血管疾病的機率會更多，死亡風險也會增加，加上其他像是大腸癌、失智症以及骨骼疏鬆。現在，我們真的得用盡所有辦法，要有非常充分的理由才能在該摘除時摘除。做法就是，如果有子宮切除術就不會去動卵巢，除非罹患卵巢癌的風險增加，像是BRCA基因變異，或是有非常嚴重的子宮內膜異位。因為就算成功邁入更年期，卵巢還是有其健康益處。」

兩個卵巢被摘除才會引發手術更年期，如果你動過子宮切除術，但製造荷爾蒙的卵巢沒有摘除，卵巢就會繼續分泌雌激素，直到你自然進入更年期。

邁入更年期的前幾年，女性可能會覺得自己的經期出現變化、熱潮紅還有其他症狀，這階段稱為圍停經期。我們將在第3章再細談。

圍停經期通常是從女性四十多歲開始，持續到平均五十五歲時會進入更年期。圍停經期很有可能早到三十五歲就出現，或是最晚五十九歲才開始。根據北美更年期學會醫學總監史黛芬霓・S・佛比翁（Stephanie S. Faubion）所說，四十五歲之後才出現圍停經期也算正常，有百分之九十五的女性多在五十五歲前就碰上圍停經期。

圍停經期期間，卵巢裡有功能性的卵子細胞會漸漸變少，準備關閉。同時，雌激素和黃體素這兩種由卵巢生成，用來調節經期、讓身體備孕的荷爾蒙也會開始浮動不穩。目前尚未有能確認是更年期還是圍停經期的簡易測試（二〇二一年一份芬蘭的研究發現，有個能估測更年期是否即將來到的方法，就是與試者似乎會「增加飲酒量」）。但醫生通常在聽過症狀和醫療史後，便可以精準診斷。

當你有一年時間月經完全沒有來，你的圍停經期便結束了，更年期正式開始。如果你有十一個月的時間沒有月經，但「赤色風暴」又席捲回來，那得重新計算——我在最糟糕的時候才知道有這一回事。

我本來要為《Vogue》做個企劃，寫一則在開放水域游泳的故事——這種運動在歐洲特別流行，你會和一群人一起在海洋、湖泊或河流之類開放的水域裡游泳。因為海浪、風力、洋流和氣候，以及必須要躲開汽艇和水上摩托車等各種因素，會比在泳池裡游泳更吃力，但對於我這樣的半吊子運動員來說確實是種值得嘗試的運動。該企劃要在巴哈馬待超過一週——對啦，這是個夢幻企劃，我可是寫了上百篇關於腸道不正或治療背痛的文章，才獲得這個寶貴的機會。

但我想我在向編輯提案時，可能腦子沒有想清楚。靠近埃克蘇馬島時，我坐在船邊，在準備跳水前緊盯著水面，心裡想著：我怎麼又做這種事？我已經在海上訓練過，也算是游泳好手，但這水就是不夠清澈，看不見底，下面有什麼在泅泳呢？巴哈馬海域約有四十種鯊魚，「牠們大部分都無害啦～」我的導遊嘲弄著回應，他是個向來淡定的南非人，「除非是鉸口鯊，不過你不太可能會看到，而牠們通常懶得理你。」

我很努力不去想著他話中的「牠們大部分」和「通常」。

我是我們那一組最後跳進水裡的，開始長泳時，有艘船跟在我們旁邊，讓我稍微安心了點——雖然我不太想承認，但我確實有想要游到隊伍中間，至少這樣我不會是第一個被挑中的獵物。

後來有更多比較熟練的泳者超前，留下我跟指導員一起，這其實滿好玩的，我潛入水裡，想探索一下海裡的生物。

跳題分享一下海洋生物的趣事：除了人類，其他唯一能體驗到更年期的物種便是齒鯨（toothed whales）——白鯨（belugas）、獨角鯨（narwhals）、虎鯨（killer whales）和短鰭領航鯨（short-finned pilot whale），不過那些得忍受更年期的母鯨們並未被鯨群社會排擠。

一個英國研究團隊發現，後更年期虎鯨對於其孫輩鯨魚的存活率有最大的影響。海洋版本的祖母假說裡，無法再生育的祖母鯨魚顯然是「最博學、在鮭魚領地裡捕獵時最能夠帶領全族」的角色。沒有祖母提供的「各區鮭魚資源」，會有更多幼鯨提早死亡、不幸夭折。

回到我的巴哈馬冒險吧。我看了看四周的海水後，我很快浮出水面提出警告：「我們身後有一堆銀色的魚，」我手一邊指著，一邊跟導遊說：「牠們體型很大，非常大喔，我……」

導遊流暢地潛入水中，「那是梭魚，」他浮出水面回答：「嚴格說來，是一群梭魚，我想大概有二十隻吧。」

「牠們如果靠近我們怎麼辦？」我提問，心想自己應該沒有太失禮。

「喔，你只需要朝牠們鼻子打一拳就好。」他開心地回答，他解釋因為梭魚會被閃光吸引，像是魚身上的鱗片或血，不然牠們通常會保持距離。

又是通常！我跟他說自己早就把所有配件飾品都拿起來了，身上也沒有任何地方流血，我沒有任何傷口，而且我的月經已經快一年沒來了。

「那就沒事了，牠們會保持距離跟著我們。」他說，我只好告訴自己繼續游，忽略那一區梭魚。

一小時後，一位隊友用自由式游向我，「你沒事吧，你割傷了嗎？」

我突然警覺了起來，我剛剛有碰到珊瑚礁嗎？我低頭往下看，一條紅色絲線從我的泳衣底部竄出來。我浮在水面時，那絲線越變越大，結果一片紅雲般的東西籠罩著我，在那片東西之外，水面開始翻騰，我看到銀光。

我目光維持向前，克制自己不要尖叫，我小心、緩慢地往船游過去，眼前又浮起一片紅雲。我告訴自己，慢點，女孩，小心點。

我撐起身體爬上甲板，血還在流。一位七十幾歲的泳者跟在我身後，他用條大毛巾裹住我。我靜靜躺了下來，但毛巾很快就染上血，隊友還告訴我，我看起來就是被人謀

發生得太早了吧，我根本沒有心理準備。

這太震驚了，我只感到被孤立在外。

——英國女演員 娜歐蜜・華茲（Naomi Watts）

殺後，包裹起來的棄屍。

◆◆◆

我們當中有多少人真的為了這重大、可能占據我們人生三分之一的轉變而殫精竭慮地做好規劃？即將成為父母的人會覺得做好萬全準備，才能迎接育兒生活——看書、問問周遭的親朋好友、看看一些指導性影片、採購必需品。

我身旁的更年期友伴大多是自己一個人撐著，因為沒有太多醫學指南，教導我們如何處理更年期轉變，更不用說要靠什麼社會或工作支持系統了，不幸的是我們得負起責任，自行尋找需要的照護。女性健康專家們表示，如何處理中年碰上的更年期危機，其實就是我們要如何照料自己的長期生理和心理健康。雌激素下降時，高血壓、高膽固醇和骨質疏鬆的風險就會增加。不過，越是能在圍停經期出現症狀時，就做出適當的因應，之後的生活就能更加健康，瑪克芭．威廉姆斯醫生如此建議。「在理想狀況下，我也希望能對大概三十七歲的患者說：『這是即將出現的情況，你的身體會如此變化，代謝系統也可能會改變。這些都是可能的風險。』如果我可以這樣介入，協助他做行為、生活方式和飲食上的調整，他之後的人生過渡期就能簡單些了。」

知識就是力量。

回到茗金的辦公室，我甚至根本還沒說完自己的部分，他已經抓了一本筆記本，快速寫滿一堆我應該聯絡的醫師、研究人員名單。「你應該要跟哈玎．喬菲討論睡眠的部分，他是我的好朋友。」他說。

我後來發現，如此熱情的行為是很典型的狀況。報導健康醫學這麼多年，我從未遇過比更年期專家還要能支持你的知識分子。我後來打電話給茗金的好友「喬菲」，他在電話裡笑著說：「更年期和懷孕、生育之類的美好確幸不一樣，沒有人會說『哈哈，把那些人放在前線跟中間吧』，我丈夫說這樣每個人都得和我分享他們的更年期故事，但這確實影響了一大部分的人口，又不是什麼罕見的事。」

我之所以啟動這項計畫，是因為我自己想知道這些資訊。但我越找越多，反而對這些醫師的志業和熱忱更敬佩。要能相對舒服、保持健康地熬過更年期——這樣的建議不該這麼難找。我一直在想這件事，越想越是覺得忿忿不平，我應該要能感覺更好，我對自己這樣說，我們所有人都該覺得更好！

每一次在我跟更年期專家討論時，我幾乎都會收到一大堆後續追蹤的信件和建議。「你跟寶琳．馬基連絡上了嗎？他目前在做非常有趣的大腦研究。記得跟娜奈特．桑托羅（Nanette Santoro）討論一種叫做fezolinetant的新藥，超令人興奮的。」

這些專家時不時會在我各個臨床約診期間來電話，不論是從實驗室打來，週末還是一大早要出門工作前。威廉姆斯醫師還曾在午休時間，趕著為九歲女兒採買生日派對材料時打給我；而我在和魯賓醫師視訊電話時，這位泌尿科醫師特別在工作和哄小孩睡覺間抽空給我，問我是否考慮荷爾蒙療法，我回答他有在想。

就在我掛掉電話五分鐘後，他就找出了兩位名聲顯赫的泌尿科專家，離我家車程不到三十分鐘。「去跟這兩位醫師談談吧。」他傳訊息給我，還附上連結。

這些專家也不斷地告訴我，只要他們行有餘力，就會讓每個女性都有協助他們探索更年期的醫療團隊。雖然這不是我們當前所處的世界（魯賓醫師表示，女性的健康照護「在每個重要時刻都是場惡夢」），我還是想幫助你們建立好這個團隊，我會到全國各地訪問這些最強的專家，包括婦產科醫師、睡眠專家、皮膚科專家和心理學家。

在他們的引導下，我會規劃清楚的行動方案，搭配目前最新的研究與治療方法、藥物的資訊。我會提供草案，讓你們能跟家人、朋友說明自己身體和心理的狀況，你不需要感到拘謹或丟臉。我會調查據說比過往更安全的荷爾蒙療法、醫師的問診方式，幫助你獲得有效治療。

默默承受痛苦的日子就要結束了，「人們不知道的是，藉由介入我們可以協助更年期的大部分問題。」茗金醫師表示，同時給了我一份專家名單。他笑著說：「我想表達的訊息是，你不需要感到悲慘，沒有什麼症狀或問題是我們不能解決的。」

繼續前進吧。

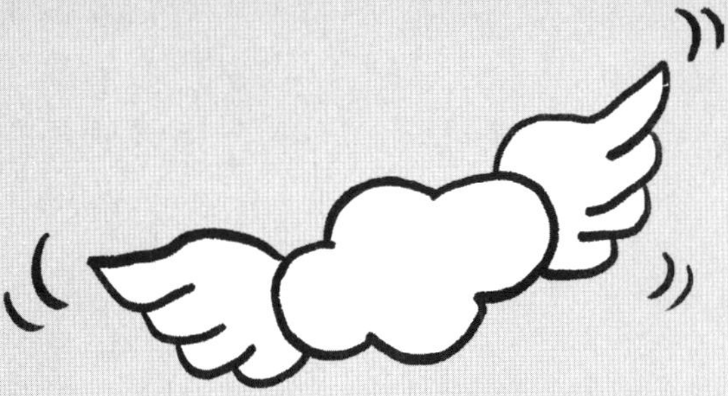

第 3 章

暮光之城

為何沒有人跟我提過
這該死的「圍停經期」？

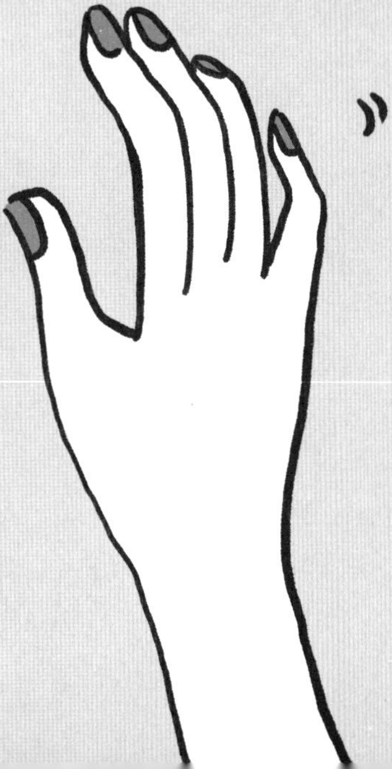

我為雜誌撰稿已有三十多年經驗，其中有一項工作至今仍會讓我感到緊張，儘管已經很有經驗了也是一樣，那就是採訪名人。多年以來，我幫過數百位名人做過檔案評論，但這件事並沒有因此而變得簡單。第一次做這工作的時候，那還是沒有網路的時代，我可以跟要採訪的名人處個好幾天。但現在我最多只有一個小時的時間，有時候甚至是半小時就要完成一篇封面稿，所以我必須抓緊每分每秒。如果該位名人正好心情很糟，那我就得為了哄他們歡心而失去寶貴的時間。

為了和名人訪談，我研究了所有的東西，把資料當成是神聖的古文獻般拜讀，這樣一來在我隨興丟出那些實驗性人名時，我也能表達出自己確實有做功課，讓他們可以放心，進而放鬆一點。我的開場白裡只會談論對方，不會說到自己，這也能讓名人立刻看向我，我會很努力地讓他們處於至少能對我有所回應的狀態。如果是毫無幽默感的人要怎麼讓他開口呢？就跟他們說：「你也太好笑了吧！怎麼沒人提過你這麼有趣？」如果我的訪談對象是二十世代，那就要從星座開始聊起。

多年來，我曾經有數次冷汗直流的詭異場合，但圍停經期讓我流的汗又是另外一種境界。

在疫情封城期間，我曾被指派一則訪談，要用兩通視訊通話解決，對方是一位才二十出頭，很受喜歡的電視電影明星。就在要視訊的前幾天，我正經歷著熱潮紅和盜汗——這些症狀通常來了之後就消退得很慢，因此我一直是汗流浹背。

約好的當天早上，我感覺自己跟煮熟的水餃一樣被熱醒，臥室彷彿已經被水淹沒，把我完全淋濕。

壓力已經被證實可能是引發熱潮紅的原因，我的緊張無疑讓熱潮紅變得更嚴重。我快速地沖了個澡，但很快又全身濕透。濕漉漉又全身發熱的我，彷彿準備要拍犯人照一樣。精神錯亂絕對不是個能與人建立良好關係的方法，一個二十二歲的女孩更不可能了解我這種快被熱潮紅燒熔的痛苦。

我找一個安靜的房間打開電腦，準備視訊通話，我手上抓了兩台電扇（我甚至打電話跟鄰居借第三台）。然後我十分有技巧性地把這些東西排好：書桌下方左右各一台，另一台放桌上，但是只開微風（我不想自己看起來像是《退後》（Stand Back）音樂錄影帶裡的史蒂薇·尼克斯（Stevie Nicks），這樣絕對會讓對方分心）。

還有一個小時，往下簌簌直流的汗水在我臉上還有脖子上漫延，我用了防水睫毛膏和顏色鮮明的口紅，手邊有一本寫滿問題的筆記本——沒有任何電子產品，因為我怕它們會當機壞掉——我只需要小心別讓汗水滴落紙上就好。我就像個融化的表情符號，所以我快速地衝去洗手間拿衛生紙。十五分鐘就好，天啊，衛生紙用完了！我趕緊開了另外一包衛生紙，抓了一大把跑向電腦，而跑步又讓我臉上的妝容變成汗流。

我把衛生紙塞進毛衣袖口，就像我外婆那樣，假裝要撥頭髮，其實是要偷偷擦掉臉上的汗。

通話開始了！「嗨，你今天過得如何呢？」我用最誇張的笑容問。

◆◆◆

每天大概有將近六千名的女性步入更年期。對大多數人來說，四十來歲時開始的圍停經期只是人生的一小階段——正確來說，是碧昂絲，而不是《黃金女郎》（The Golden Girls）裡的碧翠絲・亞瑟（Beatrice Arthur）。

不過很多人根本不知道有圍停經期這種東西，一份二〇二二年由主要生產更年期產品公司做的調查，發現全美國將近有三分之一的女性「根本沒注意」到圍停經期。

儘管這讓人有點氣餒，但也不至於令人生畏。經由韋氏字典解釋，「圍停經期」一字最早出現在一九六二年，但根據Google Book的Ngram Viewer，也就是以字詞在書中出現頻率為搜索基準的搜索引擎工具，要到一九九〇年代才有人提到「perimenopause」。這個單字到了一九九七年才出現在《紐約時報》裡，而在我撰寫本書的此時，這個單字已被微軟Word的拼法檢查功能標記出來，儘管拼寫無誤，我想這代表這個詞尚未被正統化（就算是二〇二一年，微軟的全球職員裡面也只有百分之二十九點七為女性）。

至少在英國，不論是政策或社會層面，更年期察知都遠比美國還要更早奠定，亞馬遜的雲端聲控助理Alexa也能給出「何謂圍停經期」的答案（還有「更年期的荷爾蒙替代療法會有什麼風險？」對美國版本的Alexa來說，應該還是個難以啟齒的主題吧）。

就算是醫療文學，娜奈特．桑托羅也曾在《女性健康期刊》（*Journal of Women's Health*）裡寫道，圍停經期是指「圍繞女性繁殖期末，被惡意定義的一段時期。」他還提到，要到一九八〇年代才有縱向研究——追蹤同一群研究對象數年時間——提供更多荷爾蒙在更年期期間扮演角色的資訊。

每一個人碰到的圍停經期都不同，但對許多人來說，這段荷爾蒙之路就如同青春期那般困難重重。更糟的是，這些症狀通常會相互重疊——熱潮紅會導致睡眠不足，使憂鬱症惡化等等。這有點像是經前症候群，只不過每天都這樣。

煩躁的是，圍停經期通常會發生在女性正為日常忙碌的各種時候。他們可能正在忙著做家事、照看小孩，還有可能正在照顧年長的雙親。如果他們本來有工作，也可能碰到事業上的瓶頸（根據薪資網站Payscale調查，女性的薪水通常會在四十五歲達到最高）。

醫生們曾認為更年期是緩慢減少雌激素，這過程可能長達數年，直到最後一次經期為止。如今研究已經發現，圍停經期——約翰霍普金斯大學網站定義是，更年期卵巢開始衰老以前的過渡期——並非緩慢地衰退，通常是混亂且具破壞性。當雌激素減少太多，許多女性會感覺到一大堆像是更年期的症狀，從熱潮紅到睡眠問題都有。

多數處在圍停經期的女性也會經歷大量出血，稱為「經血過多」，就像我在船上活像命案現場的那一次，經血會多到浸透衣服，這種情況可能維持數月之久，有時候還可能讓你無法出門。經歷圍停經期的女性，長達十幾天的經期是很常見的事，有時候經血量會多到他們以為自己患了嚴重內傷或生病，最後急忙跑去掛急診。

我的朋友麗莎整整流了一個月的血。「那真是太糟糕了，我最後是在沙發上套一個垃圾袋，以防沾到血。我發誓我已經墊了兩層衛生棉，但半夜依舊得起床更換。」有一

進入圍停經期時，

你會留意到荷爾蒙的變化、流汗、情緒——

你可能會莫名地怒不可遏。

我覺得更年期遭受太多責難，需要重新被闡釋。

我不認為這個社會裡有哪個正經歷更年期的女性

是可以鼓舞人心的最佳範本。

——美國女影星 葛妮絲・派特洛(Gwyneth Paltrow)

天，他甚至昏過去了，還好不是在他工作的法律事務所，而是週末在家的時候。「我本來想說我再也受不了了，直到我碰上蜜蕊娜子宮內避孕器，最後終於沒再流血。」

二〇二二年很紅的影集《慾望城市：華麗下半場》（And Just like that…）有一集〈無所眷戀〉（No Strings Attached），主角之一的夏綠蒂（Charlotte）有四個月沒來月經，他以為「不應該又碰到這種爛事」，最後其實是更年期。後來，某天下午他與好友共進午餐，結果碰上米蘭達說的「快閃月經（Flash Period）」，直到發現自己的白色連身褲被染紅了才知道。

「快閃月經」並非醫學詞彙，但這種經驗很常見，耶魯醫學院的瑪麗珍．茗金醫師表示，因為卵巢功能正在弱化，而「古怪的月經會亂跑、跑得到處都是」。在我們還認為圍停經期就是雌激素變少時，實際上這階段最悲慘的事，是因為雌激素可能會意外飆高，而非缺少。

根據美國國家衛生院（National Institutes of Health）指出，圍停經期通常能維持約七年，但也可能拖至十四年。

圍停經期持續的時間取決於幾個要素，包含種族、生活習慣，有研究指出吸菸可能引發更年期提前。基因也被證實會有影響，就像女性的初經，女兒更年期開始的時間通常也就是母親開始更年期的時間——所以知道母親的生理發育會很有幫助。其他因素沒有那麼重要，比如是否做過荷爾蒙節育。事實上，有份荷蘭的研究發現，使用口服避孕藥不會影響更年期開始的年齡（雖然你是為了隱藏或控制更年期症狀而服藥，像是盜汗）。

圍停經期期間，排卵前分泌的雌激素和排卵後分泌的黃體素會時高時低。經血量也可能很少或很多、經期時間或短或長，有可能會長達一週（我自己是這樣），甚至更久，有些女性可能會因為失血過多而貧血，需要吃保健食品來補充鐵質。

這段混亂的時期裡，你可能會想做些更年期的檢測來確認，但因為更年過渡期間，經期來時荷爾蒙會出現巨變，儘管用荷爾蒙測試來檢測是否為更年期是很普遍的做法，但根據北美更年期學會的更年期指導手冊來看，通常也不太有用。

在典型的經期循環裡，卵巢會生成雌激素，慢慢累積形成子宮內裡，稱為子宮內膜，好讓胚胎著床。經期過一半時，女性會排卵，熟成的卵泡會帶著卵子被排出，如果沒有受精懷孕就會刺激黃體素生成，使子宮內膜脫落，以經血形式流出體外。關於這點，德國有很可愛的說法，他們稱此為「草莓週（Strawberry Week）」。

圍停經期發生時，卵巢的功能越來越不穩定，雌激素的生成會變得不太規律，也不太能成功排卵，茗金也提到黃體素生成的量不多。他和其他醫師會用「草皮」做譬喻，來解釋雌激素和黃體素之間的關係。想像子宮內膜是草，雌激素是能使草茁壯的肥料，而黃體素是割草的除草機。如果黃體素變少，茗金說：「最後就是草胡亂生長、血流成河。」

這也是為什麼在圍停經期期間，不建議使用生育控制或是安全期避孕法（就是我和湯姆在第1章發生，後來造成災難的作法），因為不規律的經期更難預測排卵時間。再者，如果經期後還在流血，那就代表卵巢仍在排卵。這段期間絕對有機會懷孕，就如茗金那位中年後「意外」生子的患者，所以千萬別輕鬆看待節育。身處圍停經期但身體健康的女性也會出現奇怪的流血狀況，茗金說：「我們會直接給黃體素，低劑量的避孕藥在圍停經期也是不錯的方法。」

人類並非唯一會有古怪流血的生物。雖然哺乳動物鮮少有經血，但靈長類和蝙蝠有月經一直是為人所知的事。二〇一六年，澳洲克雷頓蒙納許大學（Monash University），有研究人員興奮地發現了另一種有經血的動物：非洲刺毛鼠（spiny mouse），成為「首次發現有月經的嚙齒類」。他們留意到刺毛鼠陰部有「類似月經的奇怪東西」，這是醫學實驗研究裡的一大依據。為了追蹤刺毛鼠的經期，研究團隊每天用生理食鹽水清洗牠們小小的陰部，分析細胞。

結果非洲刺毛鼠的經期居然與人類很像。研究人員發現，牠們如同人類有差不多比例的經期循環時間，甚至也有經前症候群——毛鼠們會吃得更多、有焦慮傾向，還會出現獨來獨往的「偏好」，甚至抗拒觸碰。

二〇二一年末有篇研究發現，刺毛鼠會緩慢（非突然地）轉型至更年期——表示牠們也有類似圍停經期，這讓我覺得自己和刺毛鼠姐妹應該結成親戚。

◆◆◆

如果尼加拉大瀑布般的經血流量讓你覺得悲哀，那你可以和醫生討論解決方法。首先要把可能造成嚴重出血的其他原因刪除，像是息肉或子宮肌瘤。既然你已經見到醫生，就可以考慮是否要抽血檢查身體的含鐵量。經血量大很容易造成缺鐵性貧血，當你失血過多，體內本來儲藏的鐵會變更少，若沒有足夠的鐵，身體就無法生成足夠的血紅素，那是紅血球的成分之一，可以協助血液攜帶氧氣到全身。如果你有缺鐵性貧血，你可能會覺得頭暈或容易疲累，或是呼吸短促。

補充鐵劑可以補足體內的鐵，但是要找溫和的鐵劑產品，對腸胃比較好，重要的是不會造成便秘。

大量流血時，還有其他非荷爾蒙療法可以用（跟被大多數人採用的荷爾蒙療法相比）。傳明酸便是其中之一，這是經過FDA認證用來治療經血過量的口服藥，可以預防血栓的主要蛋白質——纖維蛋白分解，研究也證實此藥可以使經血量減少一半，可說是天賜良品。

如果你習慣去藥局取藥，那布洛芬被證實能減少百分之二十五至三十的經血量。為什麼呢？因為布洛芬可以減緩一種稱為前列腺素的荷爾蒙生成，此荷爾蒙會造成子宮收縮，幫助身體排出子宮內膜，也就是經血。少一點前列腺素就代表子宮內膜排除緩慢，出血量就少（此外布洛芬還可以減緩經痛）。

口服避孕藥也是荷爾蒙療法的一種，不只可節育，還能調節經期，也能穩定可怕的出血量。

如果你不想要每天吃藥，可以在子宮裝置荷爾蒙IUD（子宮內避孕器），如同我朋友裝了蜜蕊娜IUD，它會釋放一種黃體素，使子宮內膜不會增生，減少出血量。根據品牌不同，這種避孕器裝了之後三到七年都不需要更換，可以裝了就把它忘了。

對於身處圍停經期的媽媽來說，如果家裡剛好有個正在經歷青春期的少女，那溫暖的家庭就會變成荷爾蒙海嘯區。全家人都得應付奇怪的體味、身材變形，還有時好時壞的情緒。有首歌叫做《Hormones》，描述的正是這種混亂。翠西・索恩（Tracey Thorn）唱著「你在樓上用力踱步，而我在廚房流理臺旁哭泣」。

圍停經期與青春期重疊的狀況，在新手媽媽繼續奮鬥時更常見。根據美國疾病與控制預防中心統計（Centers for Disease Control and Prevention，簡稱CDC），如今全美國新手媽媽的平均年齡為二十六，一九七五年時的平均年齡是二十二。如果圍停經期是從四十中旬開始，那就有越來越多的母親與孩子一同進入人生重要的認同轉換。

我的朋友提婭在他兩個女兒成為青少年時邁入圍停經期。「超多的甩門聲，而且我們都不睡覺，我有熱潮紅和盜汗，即便我大吼要他們上床睡覺，他們依舊非常晚睡，我們完全被彼此絆住。」但提婭的吼叫可能沒有用：研究顯示青春期過後，青少年的生理時鐘會延後兩小時，也就是所謂的「睡眠相位延遲」。

「女兒們會推開我，但他們也依舊需要我，而我只想自己一個人。」提婭繼續講：「我想我和他們之間最大的差別是，我記得自己青少年的時候有多痛苦，所以我對他們比較寬容，但他們就是覺得我莫名其妙亂發脾氣。」

在我家，我可能也與青春期女兒有類似情況，但因為我給他的禁令限制本來就多到不行，諸如不准用怪異的方式吃早餐穀片、不准穿看起來很「愚蠢」的運動褲，還包括我載他和朋友出去時在車上不准交談……或許我該阻止自己繼續寫下去。

◆◆◆

金融家伯納德．巴魯克（Bernard M. Baruch）曾表示：「對我而言，變老就是比現在再老十五歲。」當生活已經充滿各種責任，而每天你都努力想達到終點線時，圍停經期和更年期是可以放在一旁先不管。但瑪克芭．威廉姆斯醫師認為不能這樣想，他和四十多歲（有時候甚至是三十多歲）的患者討論圍停經期，他表示，能越快認清症狀，就能越早有效管理它們。

若你發現自己出現類似圍停經期才有的變化，以下是可以讓你超前部署的方法。

如果你現在四十來歲，請留意專家們說會隨著不規則經血出現的四個圍停經期症狀：**熱潮紅**、**糟透的睡眠品質**、**乾妹妹和抑鬱**。辨識出症狀的規律後，就記錄下來給醫生看。我們會在後續章節裡逐一討論各個症狀。

「腦霧」也可能出現在圍停經期。許多研究顯示雌激素有神經保護作用，也就是說雌激素可以保護大腦神經元不退化。圍停經期來臨之際，頭腦就會像是Etch A Sketch畫⑧一樣被人瘋狂晃動（等等我會提到有研究發現，這種頭昏腦沉會因為更年期而停止，真是好消息！）

根據北卡羅來納大學教堂山分校的研究報告，因為雌激素中雌二醇的浮動，「情緒敏感至心理社會壓力」也會變得更加明顯，這會引起憤怒、躁動，加深社交場合裡的被拒絕感。

---

⑧ 一種常見的兒童玩具，扭轉畫板下方的左右鍵即可操控上下左右線條，畫出圖案或寫出文字。

圍停經期期間，我的情緒通常還算穩定，大概是從超級嗨的情緒到突然因為小威廉絲（Serena Williams）的IG貼文提到寵物狗死了而抽聲哭泣（我覺得自己很幸運，能有這麼一個特別的朋友。請給你們的狗、貓、寵物一個大大的擁抱。#心碎了#bff。）

一般來說，女性比較容易有憂鬱問題，比起男性，女性的確診機會是兩倍。二〇二一年在《心理神經內分泌學》（*Psychoneuroendocrinology*）某篇研究發現，圍停經期的憂鬱通常會以躁動型態出現。我的狀況也是如此：任何事情都能惹怒我。一個解不開的電腦密碼，最後會煽動儼如暴龍破籠而出的怒火。

若有人正好出現輕微憂鬱症，圍停經期就會讓病症惡化。研究顯示，沒有憂鬱問題的女性出現圍停經期時，很可能有兩倍的機率罹患憂鬱症。如果你發現自己因為圍停經期而感到悲傷、憤怒或是深覺無助，而且嚴重影響到日常生活，請去看心理專業人員。圍停經期憂鬱一向未被大眾認可，到二〇一八年時終於有臨床指南發表，相信醫生會比較容易發現。

◆◆◆

圍停經期與更年期應該被當成一種儀式過程，

它們確實如此。

如果我們能在某個地方不需遮掩、大方討論這些——

並坦誠這些症狀現在正在發生中該有多好，

這樣我們也不至於覺得自己要瘋掉了。

——美國女演員 吉蓮・安德森（Gillian Anderson）

一旦你開始有症狀後，**請跟信任的醫師談——是真的能傾聽你、理解你的醫生**。也許你很喜歡某個婦產科醫師或家庭醫師，但他可能不具備更年期訓練，更年期綜合醫師社群Wise Pause Wellness公司創辦人丹尼絲・派恩斯（Denise Pines）表示，他通常會告訴女性，如果情況許可，就換個婦產科醫師。「女性會覺得自己離不開當初為他們接生孩子的婦產科醫師，明明孩子已經十九、二十歲，」他笑著說，「他們之所以痛苦，就是因為醫生沒有可應對症狀的有效方針，所以改看其他醫生並沒有關係的。」

茗金建議可以這樣問問醫生：「我覺得自己好像進入圍停經期，我知道更年期會有更多罹患骨質疏鬆和心血管疾病的風險，能不能告訴我如何保護自己呢？」如果醫師給你一個確定且詳細的回答，那就繼續跟著這位醫師，如果沒有就換一個醫生吧。不要把所有圍停經期的問題都放在年度健檢。根據二〇二一年一份發表於《醫療照護》（*Medical Journal*）期刊的研究指出，醫生為一位患者看診的時間平均來說只有十八分鐘，威廉姆斯醫師表示記得另外再約時間看診，許多其他專業醫師也深表同感。「更年期可能占用你半輩子的時間，在這段時間好好關注它是很重要的。」他說。

預約諮詢加一次完整的健康檢查。如果你不確定是否是圍停經期造成這些症狀，可以去做一次市面上常見的檢查。那些宣稱靠著分析血液、尿液或口水裡的荷爾蒙指數，就能知道你目前處於更年過渡期的哪個階段。藥房的簡單檢測通常可以測出刺激卵泡的荷爾蒙，這種荷爾蒙是由腦下垂體生成，對於性徵發展很重要。女性接近更年期時，血液中的FSH會增加。

「把錢存好。」北美更年期學會（簡稱NAMS）表示。一說到唾液和尿液荷爾蒙檢測，NAMS網站上明確表示，「這些檢測昂貴又不準確，不該用來評估或治療更年期症狀。」NAMS表示這些檢測不太有用，因為荷爾蒙在整個經期循環中會不斷變化，它總結道，時至今日仍然沒有哪個方法能預測或確認圍停經期。不過醫生通常能從病史、徵兆和症狀來準確評估。

要知道自己是否進入更年期，有個有效的辦法，就如娜奈特・桑托羅醫師向《華盛頓郵報》表達的：如果超過四十五歲，已經有六十天沒來月經，而原本都是每月規律來潮，那就有百分之九十的機率會在四年內邁入更年期。

如果和醫生商談後仍然毫無所悉，除了換掉醫生的另一個方法，就是找更年期專家訂製個人療程。這個很重要，因為每位女性經歷此生命階段的狀態都不一樣（沒有什麼所謂的「某一種」更年期）。圍停經期跟其他病症不同，不會有明確的治療方法，更年期專家研習過特殊訓練，知道如何在這獨特的生命階段為你導航。更年期專家通常都是婦產科醫師，本書中訪問的大部分婦產科醫師都是有證照認可的更年期專業醫師，但也可能是執業護士或自然療法醫師。

NAMS網站Menopause.org就列有一長串取得認證的更年期醫師名單，他們都受過專門的更年期與中年醫療照護問題訓練，已經符合NAMS訂定的標準，並且每三年要重新考證一次。直接在網站上輸入你所在位置的郵遞區號，就能找到離你最近的專業更年期醫師。⑨

紐約市卡拉女性健康中心（Calla Women's Health）婦產科醫師、同時也是NAMS認證過的更年期專業醫師凱蜜拉．菲利普斯（Kameelah Philips）表示：「有些醫師會提供網路看診，你可以上網預約諮詢，可能只需要親自見他們一兩次而已，這種線上看診有時候會比門診來得便宜。」

不同種族對於更年期照護有其差異，二〇二二年一份在《更年期》期刊裡的研究發現，更年期白人女性比黑人或拉丁裔女性更容易獲得荷爾蒙療法的治療，但這也不是什麼新鮮事，確實有部分的有色人種女性對於醫學群體比較多疑。賓州醫學中心分析了超過十萬名患者做的問卷調查，發現有同樣種族背景的患者和醫生，會彼此給予較高分的評價。

「我認為在自己的社群裡，找出與自己種族相似的醫生會有幫助，」菲利普斯說：「雖然這需要一定程度的信任和誠實，在其他狀況下也很難達到。」他想了一分鐘又說：「這很有趣，因為就會成為『喔，是他自己去找黑人醫生，那不是我的責任了』。可是所有醫生都該站出來，為每一個人打造公平且安全的就醫空間。」

丹尼絲・派恩斯還補充道，媒體應該重視有色族群女性的更年期故事，這可以協助他們自我倡導關於更年期的資訊。「因為當你聽見這些對話時，多半是只有單方面的。」他說。

若能找到自己信任的醫師，請做好準備再去看診。帶一張記錄你所有詳細圍停經期症狀的單子（比如說你有熱潮紅問題，就記錄自己每天發作幾次，一次持續多久），以及寫好目前正在服用的所有藥品名稱，還有個人病史與家庭病史的對照表。問問自己的母親、姐妹和阿姨、姑姑，他們是什麼時候開始更年期，把這些資料告訴醫生。部分醫

---

⑨ 台灣地區讀者建議可上網搜尋「台灣更年期醫學會」。

生會提供線上填寫病史的表格，以便你在看診前提前寫好。

要找出女性長輩何時開始更年期有時候需要花點時間，特別是他們從來沒提過、甚至自己也沒想過。某天下午我在收到媽媽傳來「我剛做了一壺水蜜桃汽水，來吧！」的簡訊後跑去找他時，他這樣跟我說：「我大概是在四十歲開始有熱潮紅吧。但這不是我自言自語地說：『噢！這就是圍停經期。』老天，直到你跟我提起這個詞彙前，我從來沒聽過什麼圍停經期。」

「你記得之前說過更年期時，醫生開了普力馬林給你嗎？」我問，「那醫生的雙手很冰？你記得當時你幾歲嗎？」

他聳了聳肩說：「可能是快五十歲的時候吧？誰會記得啊？」

我繼續追問：「你記得當時有發生什麼重大的生活變化嗎？那時候，美國總統是誰？雷根？」

「不知道，就算四十八歲好了。」他回應。

就算你只能得到像我媽媽回應那般的粗略數字，也比單靠隨便一個指標，自己熬過更年期還好。如果你現在快四十歲，開始出現經期不規律，而你的女性親戚大都是到五十歲時才碰上更年期，這就是必須讓醫生知道的警訊。

就如我之前提到，經血量過多，也可能是息肉、囊腫、特定癌症和子宮肌瘤等病症的徵象。未滿四十歲的女性若曾有月經沒來超過三次，那可能有卵巢早衰或其他原因。這段重要的時間，有許多醫生可以發現的事。某些甲狀腺機能亢進的症狀，也就是甲狀腺分泌過多甲狀腺荷爾蒙，會類似於更年過渡期，比如熱潮紅和心悸。

彙整家族癌症史、乳癌和婦科癌症等資料，包括親戚幾歲時罹癌、如何治療等等。如果有骨癌病史也要補充，你的母親或外婆是否骨盆骨折過？如果有，是幾歲時發生的？如果這些病史都發生在六十五歲以前，屬於比較罕見，就需要注意（如果家族中曾有人罹患骨質疏鬆，你的保險應該要給付DEXA掃描檢查，這是一種無痛骨質密度檢測，可以評估骨骼強度）。

家族病史若有任何心血管疾病也要記錄，因為這是女性死亡的主要病因。當身體開始流失雌激素，就可能會失去雌激素對心臟的保護作用（我在後續章節會繼續討論）。二〇二〇年，美國心臟學會曾發表一份聲明，有些與更年期相似的症狀其實與心血管疾病有關，包括熱潮紅、盜汗、憂鬱、睡眠障礙以及腰圍增加，所以心臟的健康在中年時就要嚴加控管。

跟你的醫生一起規劃更年過渡期的改變計劃。更年期代表一段時間，杜克大學醫學中心的更年期醫師安娜・卡米爾・莫雷諾醫師（Anna Camille Moreno, DO）表示，這段期間你更有可能犯高血壓、膽固醇不全、骨質疏鬆和糖尿病。就如同每個醫生都愛說，預防照護當然比回應式照護來得好。許多專家指出，圍停經期是統整全身健康的最佳時機。好消息是有效的治療方法很多——但許多女性壓根不知道有這些方法。之後我會再多說明，以下是幾個例子。

圍停經期的熱潮紅症狀，雌激素為主的療法是最有效的選擇。如果你對荷爾蒙的使用比較謹慎，穩當的非荷爾蒙選項是FDA審核通過的Brisdelle，這是一種選擇性血清回收抑制劑。對於只有夜晚會有惱人熱潮紅的女性來說，二〇二〇年有份針對抗癲癇藥物gabapentin的後設分析發現這藥物非常有效。陰道乾燥的部分，ospemifene（品牌名為Osphena）是非荷爾蒙的日用藥品，可以強化脆弱的陰道組織細胞。

哥本哈根大學的研究人員發現，另一個圍停經期要做好的準備，是要在雌激素升高時盡可能地多運動，如此才能使肌肉裡形成、儲存更多的毛細管。有個不怎麼有趣的事實是：更年期之後還是能增加肌肉，但是無法增生新的毛細管。他們發現，若在邁入更年期時有更多的毛細管，肌肉在更年期後就更具恢復力。而從二〇二三年報名全美鐵人三項的四十歲以上女性人數倍增的情形來看，這確實是有助益的消息。

此時也是留意體重的最好時機。二〇二二年一份發表在《更年期》期刊的研究發現，圍停經期身體脂肪會出現最大增幅，而淨肌肉量會減少，也就是說，這是改變生活方式的「最佳介入時段」。等到女性邁入更年期時，再說一次，對多數人來說大約是五十一歲開始，他們發現身體很難把脂肪轉換成能量，也開始對肌肉打造產生阻抗。

飲食依舊很重要。根據二〇二〇年一份發表於《食物科學與營養的重要回顧》（*Critical Reviews in Food Science and Nutrition*）的研究結果發現，對更年期女性來說，地中海飲食——備受醫生喜愛，著重在蔬菜、全穀類、橄欖油和魚類的飲食法——可以與「降低心血管疾病的藥理介入」相比擬。這可不是什麼無所謂的事，利茲大學一群花四年追蹤超過一萬四千名英國女性的調查團隊發現，平時吃很多豆類和油脂豐富魚肉的女性，他們自然邁入更年期的年齡會往後推一至三年。

根據內分泌學會（Endocrine Society）指出，更年過渡期間因為雌激素變少，女性會流失最多百分之二十的骨質密度，所以每天一定要補充足夠的鈣質，才能讓骨骼維持緊密和強壯。安娜・卡米爾・莫雷諾醫師建指出，美國國家衛生院建議十三歲至七十歲的女性每天可補充一千兩百毫克的鈣質，最好是透過食物吸收。他有患者利用網路上的鈣質計算器，就如美國骨質疏鬆基金會（National Osteoporosis Foundation）網站上的那樣，「他們把每天吃的食物輸入計算器，就可得知吃進多少鈣質，然後計算器會告訴他們還要再吃多少的鈣質保健品來補足差額。」他說。不過，只要吃一杯六盎司（一七〇克）的優格，就提供了每天四分之一的鈣質建議量了（希臘優格比一般優格好些，但是希臘優格在瀝乾的過程中還是會流失些許鈣質）。美國國家衛生院也建議五十五歲至七十歲的女性，每天要攝取六百國際單位的維生素D，這可以幫助身體吸收鈣質。「維生素D是骨骼健康很重要的一環，」莫雷諾醫師表示，他通常會讓患者每天攝取一千至兩千國際單位。「它無法逆轉流失的骨質，但確實能幫助骨骼互相密合。」

令人悲哀的是：骨骼健康與骨質疏鬆基金會（Bone Health & Osteoporosis Foundation）表示，超過五十歲的女性當中，每兩位當中就有一位會因為骨質疏鬆而骨折。

圍停經期也是重新審視自己和酒精關係的最好時機。根據威廉姆斯表示，酒精會導致發胖，也會影響睡眠，更是引發熱潮紅的刺激物。對女性來說，適當飲酒（美國膳食指南為一天一杯）確實能降低心臟病和失智症的風險。不過北美更年期學會指出，兩杯以上就會損害女性健康。然而，二〇二一份全美女性健康研究針對更年過渡期女性飲用酒精的調查發現，女性在圍停經期初期「很容易從適量變成過量飲酒」。

圍停經期是遠離香菸的理想時機。一篇發表於《菸草控制》（*Tobacco Control*）期刊上，針對七萬九千名女性的研究發現，吸菸會讓更年期提前快二十一個月，這也代表會沒有足夠時間讓有保護作用的雌激素在骨骼、大腦和心臟上產生作用。

多進行性行為，或許能讓你的更年期更晚來到。根據倫敦大學學院研究人員的研究，每週或每月有性愛的女性比起一個月都沒有性行為的人，能降低提早邁入更年期的風險（包括自慰，所以不一定要有性伴侶）。

整體而言，把圍停經期想成是重新審視、重置健康的最佳時機吧，威廉姆斯醫師如是說。「我們不該把這個人生階段看成是『我的卵巢老了，我沒有機會懷孕，人生沒有任何可能了。我乾脆關店打烊，等待老死就好』。」他說（尖酸刻薄的幽默感似乎是更年期專家們共有的一個特質）。

他反而表示，我們應該找出辦法，讓下半人生的健康達到最佳的狀態。

圍停經期不僅是一連串症狀，更可能顛覆你的自我認同。當你是四十來歲時——某些人可能正是人生黃金時期——你的自我形象可能是奮發向上的職業婦女、年輕母親、運動員。

醫生跟我說邁入更年期後，我得面對自己內心的老化，我腦中充滿各種負面形象：伸出一隻因為肝不好而長滿老人斑的手，準備拿銀寶善存，衣櫥裡什麼別的都沒有，全是艾琳．費雪[10]（Eileen Fisher）的長袖上衣（這品牌在美國是拿來嘲諷特定年齡女性的穿搭）。我想起自己曾對兒時朋友講的輕蔑老人的笑話，還有曾經拿中年母親說嘴的玩笑話，我為此丟臉。

在我二十多歲為《滾石》做專職撰稿者時，我經常訪問到音樂界裡最有名的女性樂手。如果採訪對象超過五十歲，我難免得接受編輯指示，詢問他們對於邁入老年「有何感想」。當時的我年輕不懂事，壓根沒想過這問題有多煩人又殘酷——而且還是從一個二十五歲人口中問的。許多我訪問過的女性都已經表態過了（像是雪兒，就曾在推特上表示「比瑪土薩拉[11]還要老」）。

我或許曾為了逃避自己的道德觀而講些卑鄙的笑話，圍停經期會引發任何最原始的恐懼。就像那些在汪洋中追著我的梭魚群，許多深層的問題會突然爆發——因活力衰退、沒有吸引力和社會相關性而感到焦慮、害怕看不見，還有漸漸喪失掌控自己身心的能力。

西奈山網站上的精神病學助理臨床教授、同時在紐約市執業的臨床心理醫師梅麗莎・羅賓森布朗（Melissa Robinson-Brown）提到，圍停經期會釋放女性的情緒風暴（他很體貼地用了「生為女性的個體（female-born individuals）」一詞）。女性在意識到自己無法再孕育孩子時會感到哀傷，即便那艘大船可能已經遠行很久。「邏輯上來說，我們都知道生孩子不能用來定義女人，但某些生為女性的個體確實會因為不再有機會而感到悲哀，」羅賓森布朗說：「因為這確實是『失去』，事實上他們是被迫退休。」

他還補充，害怕更年期會影響身體是很常見的，也會害怕別人會怎麼看待你。「但這些只是想法，我們有能力轉念。」羅賓森布朗提到一個稱為「內控者」的概念，也就是「任何事情的發生都掌握在自己手上，如果我們接納了外控者，就代表要由他人來定

---

⑩ 美國環保時尚品牌。

⑪ 聖經記載中活得最久的人物，創世紀5章27節「瑪土撒拉共活了九百六十九歲就死了」。

義我們的幸福。重要的是只有你可以定義你自己，而不是別人。對於要相信什麼，我們有自己的選擇。」

羅賓森布朗建議把這信息當成重要基石，「重要的基石代表要祝福慶賀，甚至是反映出人生全新階段的轉變。不喜歡你現在的髮型嗎？那就去美髮沙龍換個造型吧。把握健康信號向前邁進，出門剪個短髮，染成紫色也可以。你知道自己想要做什麼。」我最後一次見到羅賓森布朗醫師時，他正好是一頭紫色短髮的造型。

他說所有的過渡期都伴隨正向轉變的可能性。「審視失去的事物是過程的一部分，但這也是讓你轉身看待獲得了什麼的重要契機。如果你有孩子，他們可能長更大了，這代表你有更多自由時間。你可能在事業上更上一層樓，或是重新開始新事業，這也是值得期待的事吧。或許是時候好好來趟旅行、重新找個新嗜好、多去戶外走走、和老朋友聯繫。」

而我藉由幽默來自我調適，在我小心不去想任何自我輕蔑面容或身材的語句時，我也開始和同樣處在圍停經期的朋友互傳笑話簡訊。**在你低頭看手機結果看到螢幕上的自己時，你會想到哪個歷史人物？我想到偉大且顴骨發達的約翰・昆西・亞當斯**[12]

（John Quincy Adams），還是他鬢角留有白髮的時期。

然後我會陸續得到朋友的回覆：**巴哈、甘地**。我覺得這些笑話之所以能讓我感到安慰，絕大部分是因為我們有共同的生活經驗，但有時候這也會讓我沮喪。

「我們內心裡都是同齡人。」葛楚・史坦[13]（Gertrude Stein）曾表態。這也讓我很有共鳴，我那近似惡魔、活力十足的母親和我都承認，我們內心都認為自己還是三十歲。「有時候心情夠好，就是二十五歲啊！」媽媽說。

---

⑫ 美國第六任總統。

⑬ 美國作家，後居住於法國，為現代主義文學與現代藝術的發展觸媒，有「現代藝術教母」之稱。

第 4 章

火辣辣的新身體

熱潮紅，不只是「討人厭」而已！

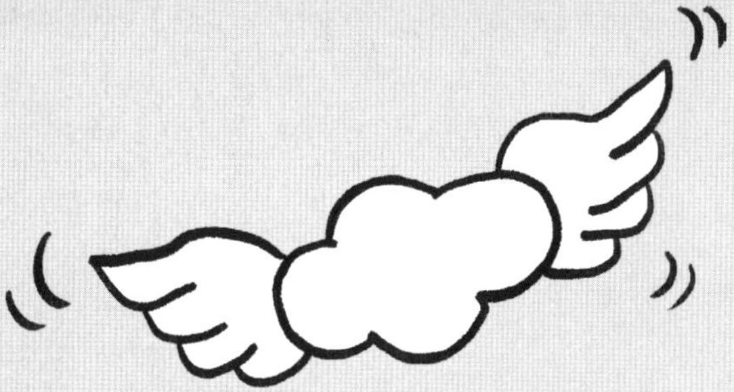

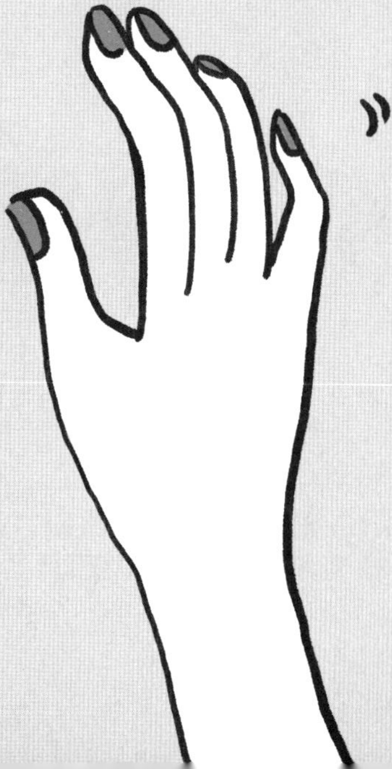

我喜歡中年女子，因為他們把握時間不隨意浪費，不再像二十歲時那般揮霍青春。他們知道人生有限，因此做事時會想要直達目的、切入正題。

不久前，我在一場烤肉派對上，與一位剛認識不久的五十多歲女子深談。不到一分鐘，他就告訴我父親最近剛過世的私事，突如其來的淚水爬滿他的臉，我引導他去沙發上休息，請他多說一點關於父親的事。我握著他的手，聽他淚水婆娑地說。

「大家都在看我們。」哭泣聲中他輕聲地述說。

「關他們屁事。」我回應。

我多次發現中年女性都有過剩的同情心，人生也受過不少挫折，就像這位在烤肉派對上認識的新朋友一樣（我母親很有智慧地表明這是「爛事開始」的年紀）。因為已經習慣同時應付一大堆事，他們很清楚如何快速、有效地在最不費力的狀態下處理事情。如果你周圍有群中年女性，其中一位突然大喊他碰到問題了，那群人裡肯定有人會幫忙找解決辦法。

這情況就發生在某天下午的我家客廳裡，我當時坐在沙發上，緊張地撫摸我家暴牙的流浪貓，牠安穩舒適地趴在我大腿上小睡。我真的要和十幾位陌生人討論我的荷爾蒙困擾？諸如陰道乾燥、最近掉髮的問題嗎？

但我做了。我參加了更年期咖啡館（Menopause Cafe）的線上會議，這是在英國創立的快閃咖啡館，與會者通常是一群自由暢談的陌生人。有一天，咖啡館主題突然轉型成女性可以見面、喝茶吃蛋糕的空間，可以討論自己經歷的一切，交換心得感想，彼此提供支持。

看到螢幕上出現十二張陌生臉孔時，我開始緊張，但奇怪的是幾分鐘過後，我們的對話開始熱絡起來。我們不只討論熱潮紅，還探討了更痛苦的陰道乾燥。雖然我鮮少談到這些症狀，連跟朋友都沒說過，但面對這些友善的陌生人，我反而是侃侃而談。

這場會議的原則很簡單——尊重每個人的隱私，不強迫推銷任何特殊產品或服務，對所有性別、年齡的人士都給予和善的歡迎——這是瑞秋・魏斯（Rachel Weiss）設定的，他在蘇格蘭珀斯開設了自己的諮商中心。

魏斯在某次辦完死亡咖啡館後，腦中便出現更年期咖啡館的想法。死亡咖啡館是一群陌生人見面，自由討論各種禁忌議題，他後來想到更年期也是相似且毫無設限的主題。於是，他詢問了死亡咖啡館的創辦人強恩・昂德伍德（Jon Underwood），可否使用他創立的模式來創設更年期咖啡館，強恩欣然同意。

二〇一七年六月，魏斯和他的丈夫安迪，及兩名友人在珀斯包下「研磨咖啡會館

（Blend Coffee Lounge）」，這地方溫馨舒適，有著黃色牆面和柔軟的皮沙發。他們設置了一個網站，**歡迎來喝杯茶、吃蛋糕，一起在安全、自在的環境裡討論更年期吧**，成了他們發表的第一篇文章。

當晚，這四個人在咖啡館裡圍成一桌，緊張地盯著門口，櫃檯邊有兩名咖啡師等著，檯面上放著胡蘿蔔蛋糕、咖啡蛋糕和司康，有人會出現嗎？更年期會不會是比死亡還要禁忌的話題呢？難不成他們要自己吃完所有的胡蘿蔔蛋糕？

終於，開始有人陸續進來，「老天，我們鬆了口氣。」魏斯回想道。

他將所有人分小組坐到各桌，為了鼓勵交流，他告訴與會者如果覺得沒有什麼好說的，可以直接去別桌坐。「結果根本沒人這樣做。」他笑著說：「意見回饋表上寫了『我們是英國人，起身去別桌這樣很沒禮貌，可以試試每二十分鐘按鈴嗎？』」自此之後就沿用這個辦法了。

與會者會交換心得意見，也會彼此協助，解決更大的難題，像是：現在是否該去想「我想要」或「我需要」，而不是「我必須」或「我應該」？不論是家庭還是事業，現在這樣變化的身體是否使我不再像過去幾十年先為別人著想，該把自己擺第一位？

魏斯訂定的會議原則非常成功，「雖然第一次聚會就有人想介紹磁療內褲」他回想。

跳題解釋一下：磁療內褲是指在內褲貼上更年期磁貼，據說可以改善生理機能、平衡中樞神經系統、舒緩熱潮紅等症狀。這方法據說受到廣大群眾歡迎，受惠者包括加油合唱團的主唱貝琳達・卡萊爾（Belinda Carlisle），他聲稱磁貼使他困擾的熱潮紅停止，但目前並沒有科學證據能佐證確實有效。

在首次的咖啡館活動成功後，魏斯被督促著趕快再舉辦第二次，很快地英國各地就興起更年期咖啡館，之後也推廣到其他十多個國家，包括印度（甚至成了全國新聞）、奈洛比以及美國（不過著述到目前，只有在康乃狄克州的一次）。

許多咖啡館聚會是要親自到場參與，有的就像我這次的網路聚會。「對一些女性來說，他們所在國家不見得有咖啡館聚會，也有人對和陌生人聊天感到猶豫。」魏斯說。

魏斯的夢想是將更年期咖啡館「推廣到全世界」，在每一個國家都有更年期咖啡館。「我已經記不得自己聽過多少次『現在我知道自己不是孤單奮戰』還有『我終於知道自己不是瘋子』。」他說。「這鼓勵大家彼此交流討論，禁忌話題只會讓人們沉默、更加無力。」如果能自在地談論「更」字主題，魏斯認為就能夠更自在地回去找那位二十八歲的男性主管，跟他說：「對，我需要在桌上放台小電扇。」

◆◆◆

每個人談到更年期都會提到熱潮紅。在圖庫網站Shutterstock上輸入「更年期」這個詞，通常會出現灰白鮑伯頭的白人貴婦，在高檔的郵輪甲板上，跟充滿男人味的丈夫共飲香檳，女人一手遮住雙眼，另一手則拿著紅色小風扇，想舒緩自己的熱潮紅。該圖照的標題直接翻譯就是「因為太熱而疲累的中年女子」。還有很多白人女性拿著不同風扇（傳統或電扇都有）的圖片，只有少數幾張是女性擁抱自己的命運，像是「花田裡快樂迷人的年長女性」（至少沒有「卵巢老衰的女性」的敘述）。

熱潮紅是更年期最為人所知又最不讓人欣賞的症狀，百分之八十的女性都為此所苦。這症狀也稱為「停經相關血管舒縮症狀」，最常見的部位發生在臉部、頸部和胸口。熱潮紅發作時，一般會持續一至五分鐘。（雖然娜奈特・桑托羅在《女性健康期刊》裡是寫「儘管大部分女性的熱潮紅經歷為一兩年，但有些人的症狀可能會持續十年之久，更有一小部分的女性是永遠得與之共存，『我就是！』」）

伴隨熱潮紅會出現心跳加速、焦慮和流汗。而這些症狀可能是從突發的溫暖，變成彷彿站在撒旦的空間加熱器前爆汗。

睡覺時出現的熱潮紅通常會伴隨盜汗。女性在夜間出現這些狀況時，有百分之七十五的人在接下來時間是醒著的，芝加哥伊利諾斯大學的寶琳．馬基醫師表示：「也就是說，每天、每週、每月、每年，女性都受這些生理調節變化的影響而導致睡眠障礙。」

熱潮紅是因荷爾蒙變化而起，但科學家仍舊不知道這是為何發生。有研究指出，這些變化是因為雌激素激增，造成身體的恆溫機制——大腦的腺體下丘腦對於溫度變化更為敏感。當它感知女性身體太熱，就會出現熱潮紅來降溫，使皮膚表層充血以散發體熱和汗水。

荷爾蒙混亂會使大腦內建的恆溫機制更加敏感，所以也可能反其道而行，造成畏寒。比起熱潮紅，這種突如其來猶如南極風暴般的畏寒較不常見（半夜若是因為盜汗起身就會覺得更冷），通常只會持續幾分鐘之久。

熱潮紅可能會很劇烈，事實上當皮膚血管充血時，皮膚的表面溫度可能會增高七度。我現在終於能體會那些曾經歷第四級熱潮紅朋友的痛苦：他們會在聊天交談時突然不發一語，嘴上叨念**該死！**然後四處張望，看有沒有出口可以讓他們逃出去，找個安靜地方等待熱潮紅發作結束。有的女性會嚴重到得去醫院掛急診的心悸；其他人可能會出現所謂的觸幻覺，以為自己皮膚上有蟲在爬。嚴重的狀況下，女性可能會整個人大暴走，就像是烤雞，每天二十次。馬基醫師的其中一份研究裡，女性一天可能會經歷五十二次的熱潮紅發作。

根據匹茲堡大學精神科、臨床轉譯科學、皮膚學暨心理學系教授蕾貝卡・瑟斯頓（Rebecca Thurston）指出，熱潮紅最讓人感到沮喪的就是會突如其來出現。「它們會在白天和晚上莫名其妙地突然出現，」他說：「而且沒有任何明確的警示或刺激。」古早智慧認為熱潮紅最多會持續數年，「如今我們知道，不管是正常或嚴重的程度，平均會持續大約七至十年。」瑟斯頓表示。二〇一八年梅約診所研究發現，對某些女性來說，熱潮紅會延續到他們六十、七十，甚至是八十多歲。

我成為熱潮紅之友至今已有三年，或許這症狀也會持續到我八十歲吧。撰寫文稿的此刻，前一晚我就發作了四次，每次都如灼燒般痛苦，我也因此從床上驚醒彈起，把被子踢掉。我已經很努力讓自己在被燒得體無完膚時還想著要正面思考，我唯一想到的是之後我晚上可以不用開暖氣，我們也確實在暖氣費用上省了不少錢，但如果有其他選擇，我想我先生會選擇睡在冰屋。

熱潮紅是最難受的。

有時候我覺得自己要暈過去，非常糟糕，

男性們絕對承受不了熱潮紅，

我想如果男人發作兩次，就足以把太陽炸掉。

——美國作家、女演員 汪達・塞克絲（Wanda Sykes）

如同在第3章說過的，熱潮紅的情況在不同種族有非常明顯的差異。二〇一五年SWAN的研究發現，同一份研究裡的華裔與日裔女性，他們熱潮紅發作期最短（分別約五點四年與四點八年），拉丁裔女性熱潮紅發作期平均超過八點九年，黑人女性熱潮紅發作期最久，平均為十點一年。

更年期過渡期間，嚴重影響黑人女性的不只是熱潮紅：二〇二二年SWAN回顧過去二十五年來的研究，發現黑人女性進入更年期的時間比白人女性早約八個半月，而且睡眠障礙與憂鬱情形也比較嚴重，但他們卻更加難獲得荷爾蒙治療。該篇研究的作者指出，這些差異可能源自整體歧視。研究裡提到，SWAN研究的黑人受試者們出生於一九四四年至一九五四年間，「他們是在有種族隔離法（Jim Crow laws）強化結構或體制上歧視的美國社會下成長。」他們假定「結構性歧視或『因為種族所以有不同渠道來獲得社會產品、服務和機會』是造成更年期女性健康上出現差異的一大主因。」

◆◆◆

熱潮紅不該被忽略。

對許多女性來說，熱潮紅不只是亂七八糟。首先，因熱潮紅導致的睡眠中斷會使情緒和代謝出現大混亂。更重要的是，蕾貝卡．瑟斯頓的SWAN研究已經發現，隨年齡增長，經常或持續發作熱潮紅的女性，比沒有熱潮紅的人更容易罹患心臟病、中風或其他心血管疾病。

瑟斯頓告訴我，這些研究結果還發現，就算已經排除傳統的心血管疾病風險因子，像是吸菸、肥胖、糖尿病和高血壓，上述狀況依舊成立。長時間的熱潮紅發作與血壓升高和低密度膽固醇升高相關，也會損害心臟和血管。

心臟病為女性死因之首（不是很多人以為的乳癌），所以這值得留意。「我們最不想做的就是嚇人。」瑟斯頓表示：「我對有熱潮紅的女性的建議，都是留意自己的心血管疾病風險因子。」

西北大學醫學院婦產科系臨床教授、西北醫療性醫學與更年期中心（Northwestern Medicine Center for Sexual Medicine and Menopause）的醫療總監蘿倫．史特萊徹指出，每一次熱潮紅發作都會使皮質醇增加，也就是「壓力荷爾蒙」。

「我們知道那是因為熱潮紅帶來的影響，皮質醇增加和發炎反應，會促使女性更快羅患心臟疾病和骨質疏鬆，目前我們知道這些病症出現在有發炎反應的女性身上較多。」史特萊徹指出，「對我來說這代表一件事，就是熱潮紅並不是熬過就沒事了。除了用盡所有能舒緩的方法來讓你好過一點之外，比如洋蔥式穿衣法，我認為根本之道是要消除熱潮紅。」

沈文醫師表示消除熱潮紅最有效的方法就是荷爾蒙療法，這也是其他專家共同的想法。「這就是最高標準。」他說。

荷爾蒙補充療法（Menopausal Hormone Therapy，簡稱MHT）包含每天服用雌激素補充品，它可以是錠劑、貼片、乳膏、配飾、凝膠或植入體內的型態。如果子宮尚在，可能需要另外補充黃體素，才能降低子宮癌變的風險。

還記得我在第3章提到的比喻嗎？黃體素是讓雌激素草皮不亂生長的除草機。更年期時因為沒有經血而停止排出子宮內膜，當子宮內膜不再被排出體外，雌激素會使子宮內的細胞增加過多，進而引發癌變。黃體素能使子宮內膜變薄，控制細胞增多，降低子宮癌變的風險。

後續我將在第9章討論停經後荷爾蒙療法備受爭議的部分，也會提到相關的潛在危險，這會根據年齡、醫療史和不同療法而有差異。不過，近年的研究已經發現，在六十歲以前接受醫囑執行停經後荷爾蒙療法，會比較有幫助。像是NAMS、內分泌學會以及全美生殖醫學學會等組織，均表明MHT很適合剛停經的大多數女性，有效幫助舒緩熱潮紅。

「我完全了解這療法的禁忌之處，即使有一小部分的女性無法做，但我會鼓勵剩下的人去做。」熱衷於MHT的黛安如此表示。他列出了自己實行MHT之前的症狀：「我整個人變得易怒、容易激動、沮喪且不可理喻，熱潮紅的狀態糟到我想殺人，我也會感到心悸。最糟糕的是雙腿非常疲累痠疼，這種隱隱作痛的感覺從未停止過。我可以一天走滿一萬步，但仍絲毫沒有幫助。」他的醫生要他實行MHT，不到幾週他就好很多，「我只是做了一些調整，目前實行六個月就已截然不同。所有症狀都消失了，我的人生有了新的方向，每個女性都需要可以實施MHT的方法。對於這個世界光靠錯誤的古老研究而顧此失彼，我感到非常難過。」他說道。

如果你對荷爾蒙有所猜疑，或者因你身體狀況的風險因子不適合MHT，那還有其他選擇。然而所有方法都有其副作用，甚至讓情況更糟，從便秘到性慾大減都有可能，所以請跟醫生仔細討論。

就如稍早提到，FDA唯一認可能用來治療熱潮紅的非荷爾蒙藥物是paroxetine（一稱為克憂果，品牌名稱為Brisdelle），是一種叫做「選擇性血清回收抑制劑」的抗憂鬱藥物，能提升大腦內的血清素。根據一份二〇一四年發表於《更年期》期刊的研究，用來治療熱潮紅所需要的一般劑量為七點五毫克，這比一般用來治療憂鬱症的處方（約二十至四十毫克）還要少，也就是說不易有因服用高劑量而會出現的副作用，像是增胖。

另一個醫生仿單標示外用途[14]（off-label）的抗憂鬱藥物為venlafaxine（品名為速悅），此為正腎上腺素與血清素回收抑制劑（Serotonin and Norepinephrine Reuptake Inhibitor，簡稱為SNRI），也被證實能緩解熱潮紅。「Venlafaxine可能是醫師最常開的處方，也很有效。」茗金說。

順道一提，「仿單標示外用途」這詞語也不太正規，但其實就是指醫師開的處方用藥被拿來治療FDA認可之外的病症。之所以叫做off-label是因為該藥物的應用方式並未遵照內附說明書上的指示，是十分常見且合法的作法（雖然有些保險業者會因為藥物沒用在治療FDA許可的症狀而不願意給付）。

目前已知的還有兩種全新的熱潮紅治療法。MLE4910是一種稱為神經激肽3受體

（NK3R）抗氧化劑，原本是用來治療思覺失調症（schizophrenia）的藥物。在倫敦帝國大學內分泌與代謝系教授瓦吉特．蒂羅（Wahjit Dhillo）提出以前，此藥物一直被放在藥品架上無人問津，是他和研究團隊發現該藥的全新用途。在蒂羅主導的研究裡，受試者僅僅三天就獲得了助益，四週內就消除將近四分之三的熱潮紅。蒂羅認為，這聽起來非常科幻的MLE4910「改變一切，因為它不僅非常有效，也能讓無法採用荷爾蒙療法的女性使用」。他也說藥廠大牌拜耳已經成功買下這成分，會進一步研發。繼續做吧，拜耳！

另一個正在研發中的非荷爾蒙用藥則為fezolinetant，茗金認為此款藥物會逐漸造成「能對付討厭熱潮紅的大轟動」。這是一款日用口服藥，也是受體抗劑，可以抵銷下丘腦（再次重申，這是腦中調節核心體溫的區域）裡欠缺雌激素而產生的影響。美國FDA已經審核，認可該藥物對熱潮紅的治療；如果順利，此藥幾年內就能上市。二〇二〇年

---

⑭ 是指醫師開立處方未遵照藥品仿單的指示說明內容，如使用藥品未依仿單所載之適應症、劑量、患者群、給藥途徑或劑型等。

一份由桑托羅醫師帶領且曾發表於《更年期》期刊上的研究引發熱議，超過半數的女性受試者服用了fezolinetant後，回報其熱潮紅症狀舒緩了百分之九十以上。該藥物作用時間沒有很長，受試者在一週內就覺得有所改善。

桑托羅表示，fezolinetant「效用近似雌激素，因此並非其他非雌激素的替代方法，」他亦補充有些研究，「也證實可以改善睡眠，這非常重要。」對於不適合使用荷爾蒙療法或不想做此療法的女性，「能有非常有效的替代方案，真的是天賜之物。有熱潮紅的女性當中，約百分之五的女性會持續有熱潮紅，而他們即將滿七十歲時荷爾蒙療法也不是很好的選擇，因為他們屆時會有更高的健康風險。」

在眾多專家中，馬基對於fezolinetant的潛力非常期待，也同意該藥會讓女性得以有荷爾蒙療法以外的選項。「我很擔心那些認為雌激素是正確治療的女性會不敢選擇其他方法。我已經說過很多次，他們無法得到原本荷爾蒙提供的陰道保護或骨骼保護。但只要出現能治療熱潮紅的非荷爾蒙療法，他們就會想接受治療了。」他笑著說：「醫師們也需要學習關於熱潮紅的知識。」

馬基指出先別為fezolinetant扮演的角色下結論，「特別是對無法或不願意採行荷爾蒙療法，還有年邁的女性，我們需要調整治療方式，才能確保女性能獲得符合他們需求的最佳治療方案。」

茗金表示還有另一種稱為elinzanetant非荷爾蒙藥物，這也是由拜耳研發。他說這是fezolinetant的表親，「運作機制非常類似，也是在下丘腦中應用。」茗金解釋。他說這兩種藥物不只會成為非荷爾蒙藥物的最新領域，也是應付熱潮紅有效的處方用藥。能終止火山爆發的辦法，越多就越好。

◆◆◆

某天，我和我最好的朋友茱莉一起出遊紐約市，從大都會博物館開始，我們約定十點碰面好「避開人群」。因為我們的孩子都長大了，因此也說好要經常一起出門，就如我們年輕時那般。

「我很開心在我們都經歷一番人生之後，現在又像以前一樣一起出去。」我說。

「你記得我們曾經一邊聊一邊閒遊，逛了整座城嗎？我們終於又能再一起玩了。」

他回應。

茱莉和我在二十二歲時認識，當時我們受邀參加紐約上城一個週末派對，每個人都想坐在無篷卡車上玩，我們卻覺得無趣。那時我瞧見茱莉跟我同樣一臉無奈，我馬上坐到他身旁自我介紹。

如今，我們同時在經歷更年期。

我們都愛去大都會博物館，這樣的喜好持續快三十年。我跟他說過我最愛的博物館活動，就是數年前的「博物館舞動」——博物館營業前在館內開設的舞蹈課程。在那神奇的一個小時內，我們一小群人跟著兩名指導員，在大都會博物館空蕩蕩的長廊上瘋狂舞動，在柏修斯（Perseus）的裸體大理石像前跳開合跳，還有史萊和史東家族樂團（Sly and the Family Stone）的音樂作陪。

這一天我們觀賞麥迪奇家族的半身畫像展。「我喜歡人們認為麥迪奇家族家徽上的圓球可能是貨幣之意，彷彿他們就想讓所有人知道自己多有錢。」茱莉說。

我問他想在家族徽章上放什麼，「雞尾酒調酒杯？開玩笑的，應該是腳踝支撐帶吧，你呢？」

「可能是以拉丁文書寫JCPenny的標語『應有盡有』。」我回應他，我的父親和祖父畢生皆為這間大型百貨服務。

「昨天我上網查了『熱潮紅是否會有助消耗熱量』，」茱莉說：「結果電腦自動選字輸入，可見得還有其他人也想知道。我自己超嚴重，全身上下都是熱潮紅。」

「我也有上網查！」我說：「我問過幾個專家，很不幸的，答案是沒有。這不公平啊，熱潮紅讓我引發酒糟肌，你呢？」除了對無篷卡車和八〇年代音樂感到厭惡之外，酒糟肌是我倆共有的另外一個東西。

「對，而且我還狂冒粉刺，我爸問我臉上這麼多凸出物是什麼，彷彿我還是中學生一樣。」此時，我倆停在一個手插在後口袋、外貌跋扈的男人雕像面前，我跟茱莉說他長得很像大衛．史威默（David Schwimmer）。

他指向雕像作者的名字：羅索．斐奧倫蒂諾（Rosso Fiorentino），「你看，他叫做羅——索[15]。」

我提到已經約好醫生要討論荷爾蒙療法，他點頭道：「我也是，你跟我說之後，我

[15] 大衛．史威默為美國男演員，以電視劇《六人行》裡的羅斯一角走紅，因此茱莉故意提及雕像作者的名字。

就約好要看更年期醫師了，那是我精神科醫師推薦的，但我的約診還要等兩個月。」

我說我本來對MHT有點猶豫，但查了越多資料、問了更多專家後，就對這療法更有信心了。

「我也是，我是沒有擔心過啦，但資料說六十歲以前做不會有問題。我和梅蒂阿姨說了想要做，因為我的熱潮紅真的太可怕了，他就說：『很棒啊，我們原來都有，太好了！』」

我們繼續來到一尊披著紅布、看起來很陰鬱的喬凡尼・德・麥迪奇雕像前，本來想像成熟大人一樣賞析藝術品，但我們卻因全新的樂趣像是國中生。

「喬恩・洛維茲（Jon Lovitz）！」我們同時喊出來，其他人則一臉惱怒地經過。

◆◆◆

至於其他能治療熱潮紅的非荷爾蒙藥物，NAMS列出一堆仿單標示外用途的藥品，因為它們確實有效。除了稍早提到的鎮頑癲（gabapentin），還包括抗憂鬱藥西酞普蘭（citalopram）、倍思樂（desvenlafaxine）與艾斯西酞普蘭（escitalopram）、治療高血壓的可樂定（clonidine）、多半拿來治療癲癇和偏頭痛的克癲平（clonazepam ），還有治療膀胱過動症的奥斯必寧（oxybutynin）。

對於完全不想吃藥的人來說，可以研究星狀神經節阻斷術（Stellate Ganglion Block）。這種做法通常用在止痛藥上，在頸部的星狀交感神經節上注射局部麻醉藥。星狀神經節阻斷已在小型試驗上證實能多少舒緩熱潮紅（換個方式來說，可以當成是輔助用的「電湧」）。

「星狀神經節阻斷不算獲得認可的療法，只能說是實驗性質，」沈文表示。「這做法能維持數月，之後要重複施打。但對已經試過無數方法且無法使用荷爾蒙療法的患者來說，依舊很有幫助。」

許多女性也發現藥草產品可以舒緩，像是黑升麻、當歸、月見草油、野生山藥和紅花苜蓿。不過，根據梅約診所網站「其成效缺乏科學證據，有些產品可能對人體有害」（保健食品並非藥品，不需經由FDA認可，因此廠商就不需要對安全性或效用負責）。

安娜．卡米爾．莫雷諾是杜克大學醫學中心的婦產科助理教授，同時也有更年期證照，他表示雖然有很多研究都提出保健品的效用跟安慰劑差不多，「但我了解為什麼保健食品會受歡迎。因為太容易取得了，你可以聽完一個介紹保健食品的podcast後，就馬上買到。」

即便可以在藥房買到，但並不代表它們一定天然、無副作用，莫雷諾提醒：「我看過這些保健食品的效果，」因為不需要經過FDA控管，「有些產品的產地根本不知道是哪裡，除了成分之外，你啥也不知道。」

西北大學醫學院的蘿倫．史特萊徹補充，這些補充療法即使經過證實，效果也不會超過一開始就使用安慰劑。「提到熱潮紅，我們知道安慰劑效果占了大部分，而這效果也是真實的。所以大概花十二週時間，你所相信的任何產品，都會舒緩熱潮紅的嚴重程度和發作次數，讓你比較好睡。因此這確實會讓熱潮紅消失，但其效果不會持續下去。」

史特萊徹繼續補充：「拿黑升麻來說吧，每個人都在講這個東西，如果你認真讀過任何一篇有關黑升麻有用的研究，會發現其研究通常都不會超過十二週。」要不管安慰劑效果，他這麼解釋：「必須是維持五十二週的研究都說黑升麻有效，但這樣的研究都證實黑升麻其實沒有用。」

我的母親八十三歲了，他依舊有熱潮紅，

他會從頭頂開始流汗，所以對我來說這問題永遠不會消失。

最後就是生活的一部分，你會學著如何與之共存。

——美國歌手、詞曲作家 史蒂薇·妮克絲（Stevie Nicks）

儘管如此，這依舊沒能阻擋如雨後春筍的保健食品產業，史特萊徹繼續說明，因為有證詞加上「可以等同於奧勒岡葉的獨家祕密成分」幫忙，如果保健食品有研究可以背書，他建議患者應該要仔細閱讀研究資料。「看看那些保健食品的廣告，它們會說『十名女性中有五位表示我們的碧青薰衣草萃取物讓熱潮紅消失』。」

「如果你看過真正的研究資料，就知道廣告說的不是科學研究，而是市場研究。廠商找來十名女性關在一個房間，給他們碧青薰衣草萃取物，然後問他們是否覺得熱潮紅好一點了，結果七個人說『有吧』，這可不是研究啊！」

不過，如果你使用的藥草或天然療法確實使熱潮紅消失，醫生也證實了，那我當然替你開心。

有的醫生確實會建議服用特定的藥草配方，如果你覺得黑升麻有幫助，茗金醫生建議一款德國廠牌「Remifemin」，因為在德國藥草需經過政府管制，所以他也經常讓無法用荷爾蒙療法的乳癌患者使用。

許多婦產科醫師會建議一種完全取自植物的補充品「Equelle」，是由大豆萃取物雌馬酚（S-equol）組成，此成分會結合體內的雌激素受體，模仿雌激素的效果，因此在不少小型研究上已經證實能減少熱潮紅發作的次數和嚴重程度。如果你打算服用此補充品，記得要有耐心，因為得等兩三個月後才會出現成效。

莫雷諾的患者若想嘗試藥草補充品，他會建議他們使用已由美國藥典（U.S. Pharmacopeia，簡稱USP）認證過的品牌，此為非營利的第三方組織，為《消費者報告》（*Consumer Reports*）專家表示市面上最被普遍接受的補充品標準。

既然談到藥草產品，二〇二〇年一份關於中年女性的研究發現，有百分之二十七的女性會使用大麻來控制更年期症狀如熱潮紅和睡眠問題。大麻尚未做大規模科學研究的原因有很多，這包含美國境內各州對於大麻的管制法規不一，FDA認為大麻屬於一級管制藥品，定義為「當前尚無可接受的醫療用途」且「極度可能被濫用」。因此總結來看各個大麻臨床試驗是一大挑戰。

但我確實從很多、很多更年期女性的口中聽說大麻很有幫助，某個前同事曾宣稱：「除了我的CBD軟糖，沒有任何東西能舒緩我臀部和背部的關節疼痛。」另一位友人也說：「這是對付焦慮最有效的東西，比喜普妙（Celexa）有效太多。」

既然有這麼多女性都自己開藥方，研究當然非常重要。二〇二一年一份在《加拿大婦產期刊》（*Journal of Obstetrics and Gynaecology Canada*）的研究回顧中，哈維·美賈戈梅茲醫師（Dr. Javier Mejia-Gomez）與同伴詳查了圍停經期與更年期後女性使用大麻後的影響數據（這些研究不多，且沒有一份是由更年期專家群帶領研究）。

戈梅茲醫師在職的多倫多西奈山醫院（Mount Sinai Hospital）熟齡女性健康與更年期門診（Mature Women's Health and Menopause Clinic），他與同事常會碰上單獨使用大麻或把大麻當成MHT療法以外補充的患者，他們多數是拿來改善失眠、骨盆疼痛和焦慮等問題。

「這個議題因為缺乏研究和得以佐證的藥物，我們很難為患者提供精準的諮詢。」他嘆息道：「身為社會的一分子，如果我們想用大麻來有效、安全地治療更年期，那我們就得為醫師、決策者和患者提供明確、一致的指導守則。」

西北大學的蘿倫·史特萊徹在他標題精闢的著作《熱潮紅地獄》（*Hot Flash Hell*）裡寫到目前還在進行中的研究，內容是更年期症狀與大麻，他對同是婦產科醫師同伴表示：「我要說的不是你應該建議要使用大麻，因為我們缺乏充分的研究數據。但你必須對它有了解，才能與患者討論可行且我們知道的方法。因為有非常多女性正在使用大麻！他們不只吸大麻，還會放在烤酪梨吐司上，甚至塗抹在外陰部上。」

他繼續說：「要知道這並非毫無風險，從低劑量開始，慢慢來，可以考慮使用酊劑，方便計量。」史特萊徹在該著作中還以單章篇幅來闡述大麻，並提供詳細的劑量使用方法。

◆◆◆

除了藥草，改變生活方式也被證實能有效舒緩。以更年期新手來說，要先了解發作的刺激原因。根據克里夫蘭醫學中心研究，最常見的刺激元是咖啡因、酒精、辛辣食物、壓力和高溫。但你不需要完全放棄這些，比如說知道自己要斟酌份量即可。對我來說，咖啡因是個刺激元，我也不想因此減量，只是因為我不想讓自己濕漉漉的臉和胸口嚇到別人，所以我只會在出門前避免攝取太多。我也不會因此就吃淡而無味的飲食，開會前別吃到墨西哥辣椒就好。

除了睡眠和營養，規律的運動也是健康三大要素之一。二〇二一年NAMS年度論壇上發表的研究指出，在沙發上坐太久會使夜間熱潮紅發作次數變多。史密斯學院（Smith College）運動生理學家、同時也是該篇研究共筆作者莎拉·維考斯基醫師（Dr.

Sarah Witkowski）表示，這不是要你得馬上起身去跑步，「要阻止久坐不動很簡單，只要起身活動一下即可。」

如果你有吸菸，那就試著戒菸吧。我知道這件事有多困難——我母親曾說要他放棄陪伴他數十年的香菸比分娩還難。但是能成功戒菸的女性，研究顯示他們的熱潮紅發作次數較少，也不那麼劇烈。

NAMS研究已經證實，配合步伐呼吸或是練習在一段時間內控制深層呼吸，有助於抑制熱潮紅的嚴重程度，以及熱潮紅的發作次數。這是最原始、自然的治療法，不僅免費，也是可以在任何時間應用的最簡單做法。

深層呼吸能為更年期女性帶來大量助益。許多研究都發現此法可以加速減少壓力荷爾蒙皮質醇。二〇一七年一篇於心理學期刊《*Frontiers in Psychology*》發表的研究發現，橫隔膜呼吸可提升受試者的大腦認知，「大幅增加持續性注意力。」此呼吸法也被證實能減緩中年女性的慢性疼痛，因此對於才開始發疼的關節確實有益。

倫敦知名的瑜伽、呼吸法與更年期健康教練嘉布雷拉．艾斯皮諾薩（Gabriella Espinosa）邁入更年期後，發現練習規律呼吸「讓他有主控權，知道舒緩沒有那麼難，每當我覺得熱潮紅要發作時，我知道自己有可以依靠的資源，才不會陷入壓力反應，使狀況更糟。」

艾斯皮諾薩表示，呼吸練習可以減少熱潮紅發作時，因為壓力反應而增加的神經化學物質，有助降低血壓、緩和焦慮、促進放鬆。更年期也是女性感到身體好像不是自己的一段時期，會因為無法控制自己正經歷的症狀而感到沮喪。「光是短短幾分鐘的呼吸練習，就能轉換你當下的不適，幫助你重新獲得自主存在感。」

他表示，配合步伐呼吸，「你會運動到整個腹部、腸胃肌肉和橫隔膜。下腹部也會在每次呼出時伸展。正常呼吸時大概每分鐘會呼吸十二至十四次，配合步伐呼吸則一分鐘只會呼吸六或七次。」

首先，在椅子或床上坐正，一手放在腹部上做幾次橫隔膜呼吸，吸氣時讓肚子自然漲起，吐氣時肚子要往脊椎方向內縮，這期間留意任何身體感受。保持專注，不要有任何的批判，輕輕地對自己重複說著放鬆的咒語「**一切都會過去**」。

接著，開始用鼻子深深吸氣、輕輕吐氣，從一數到四。從鼻孔緩慢吐出氣，慢慢地，從一數到八（如果覺得太久，可以不用數到八）。在下一分鐘重複六至七次呼吸，繼續練習五至十分鐘，或是做到熱潮紅發作結束。

艾斯皮諾薩的方法對我來說有偌大的幫助。以前我感覺熱潮紅要發作時，我都會全身僵硬，不敢出聲，覺得自己要發瘋了。但現在我會順著這感覺，讓它籠罩著我，專注在這期間的呼吸，我發現這樣做確實能讓熱潮紅更快消退。練習呼吸時，我也試過正向的自我對話，像是**你撐得過去**之類的話。要練習自我對話，有個簡單的方式就是用對待好朋友或摯愛的方式來對待自己。要溫和、鼓勵，而非災難性（**我的老天，現在是怎樣！**）或是嫌惡（**你看起來像是準備爆發的維蘇威火山**）的態度。

正向的自我對話也是能快速緩和焦慮的方法，二〇二〇年一份伊朗研究就發現，面對壓力時，正向自我對話是很有幫助的處理方法。我在對自己說話時，我也會使用「你」來對自己說話（**你可以的**）。我是從二〇一七年一份發表於《個性與社會心理學期刊》（*Journal of Personality and Social Psychology*）的研究中學到這個技巧。研究人員發現，正向自我對話時，受試者如果使用你或喊自己的名字而非我，反而不會感覺到焦慮或有壓力。

最後，如果你有夜間盜汗，那就放瓶噴霧在床頭吧，像是Pause Well-Aging公司出的「熱潮紅冰涼噴霧」（Hot Flash Cooling Mist）就超棒的，它已經是我家床頭櫃上的常備品。

有些女性會穿著輕軟的睡衣上床，我之前都會因為半夜很快就一身汗而感到厭煩。
但現在，為了快速緩解這種症狀，我也不穿睡衣了，管他的。

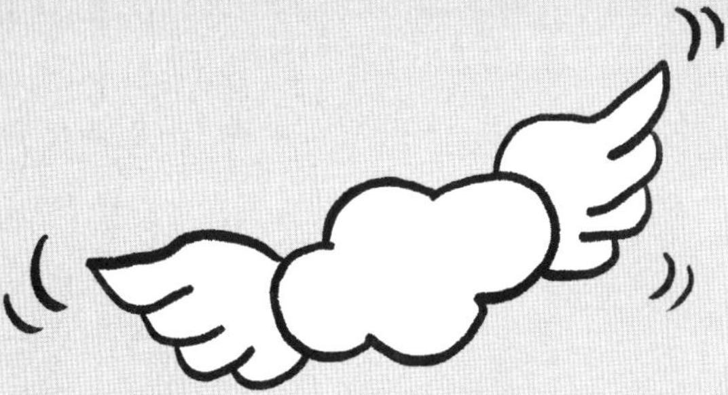

第 5 章

我只想好好睡個覺

為什麼一定要好好休息？

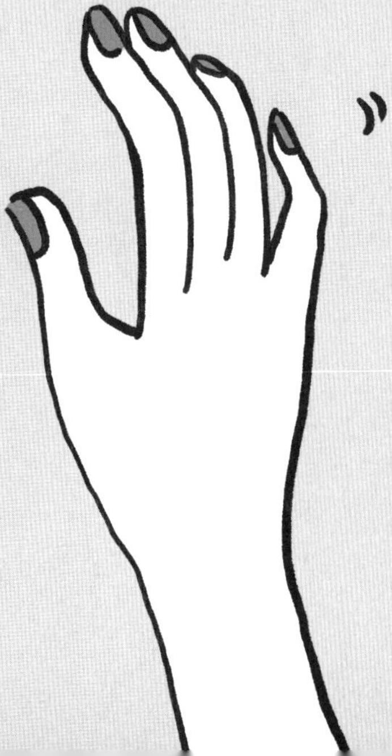

和茱莉相約大都會博物館幾週後，我們又約了要在曼哈頓中城區的布魯明黛百貨公司見面，那是我們另一個維持三十多年的習慣——在百貨公司共進午餐，我們都覺得這樣很有儀式感，而且是非常棒的復古流行。

就在我們要進Forty Carrots餐廳前，先去逛了一下香水專櫃，我發現自己對於茱莉在八〇年代青少年時期使用的香水是一無所知。

「我會用兩種Ralph Lauren的香水，」茱莉拿起一瓶香水，輕嗅了一下同時說：「一個叫Tuxedo，另一個叫……」他停了一下，「我記不太得了，Saddle嗎？」

我點頭講：「聽起來是Ralph的最佳選擇，等一下，真的有Saddle這一瓶嗎？」

他想了一分鐘，「不是Saddle啦，是Lauren，我也會用他出的彩妝，就是那款莫莉．林瓦德在《早餐俱樂部》裡用的，賈德．尼爾森在那一幕慢慢拍掌。」他用手機確認。「Ralph Lauren Tuxedo於一九七九年問世，主打傾國傾城美女的夜晚女人香，」他大聲朗讀出來，然後搖頭挖苦地說：「十六歲的時候需要『夜晚女人香』嗎？」

我說我少女時用的是Love’s Baby Soft，後期換成我自己的「夜晚」香氛。有次看到電視廣告，瓊．考林斯（Joan Collins）代言的Scoundrel就很吸引我，「我也有用Charlie，那讓我覺得自己很有氣質。」

我倆直接唱起Charlie香水的主題曲，「**讓你年輕、活出自我——查理！讓你自由自在，哇！**」我們都是小時候就看了一大堆電視節目。來到餐廳，我們拿到的菜單上面寫著：**在布魯明黛第五十九街狂掃血拼之後，還有什麼方法比在Forty Carrots吃個美食更能重振旗鼓？**

確實沒有。我們兩個都同意此點。「我喜歡仍在營運的特色餐廳，」茱莉說：「這讓我覺得這世界還是不錯的，我來看看有什麼餐點。」他研究了菜單，「胡蘿蔔特色前菜如何？這上面沒有任何甘藍菜。你看這個三合一拼盤——鮪魚沙拉、雞肉沙拉和雞蛋沙拉各一球，還有一球優格冰淇淋！總共四球。」

結果我決定吃鮪魚三明治，茱莉則選了Forty Carrots的脆口綜合沙拉盤。

「甜點，應該來點個優格冰淇淋，」茱莉指著菜單講，上頭寫著：**找出這到底是什麼吧！**「我想知道到底這是什麼。」

布魯明黛是我們兩個安身之處，因在這裡不會有任何壞事會發生。

茱莉還保有與母親在紐約白原市Forty Carrots用餐的美好回憶，而我則是對百貨公司充滿感情，因為我父親曾管理多家JCPenny。小時候我經常跟在父親身後，他會和不同的客人與員工聊天，同時對周邊狀況保持警戒，以便能儘速解決。

對我們兩人而言，這種安全感是源於兒時回憶裡有大人照看一切，儘管這個世界充滿危險，但我們仍然保持童真。

我們一邊吃著午餐，同時聊到茱莉父親退休的事，我本來住在紐約韓國城，並以《滾石》編輯的工作維生。在我汲汲營營努力工作之餘，我偶爾會搭火車到老家紐澤西的Short Hills購物商場，直接前往地下一樓的布魯明黛織品區。

我通常會在那裡逗留一段時間，我摸著不同款式材質的毛巾，希望自己能直接躺在鋪滿枕頭的展示床，好好睡一覺。那些按照顏色折疊好的床單讓我感覺心安，賣場的氛圍靜謐安定。織品區的員工多半年紀稍大——這是管理者思維，**他們為公司奉獻了這麼久時間，就派去織品區，讓他們輕鬆一點吧。那裡不太需要搬動重物，也不像時尚女裝區需要喧鬧的舞曲**。

「我昨晚沒睡好。」茱莉說：「又沒睡好，我每個小時都會熱潮紅發作，一直弄醒我。有時候還會有冷潮紅，有這種東西嗎？」

有啊，我說。

「為了能順利入睡，我用了很多辦法，像是大麻糖果和Klonopin，但這些只能幫助入睡。維持睡眠狀態，碰到更年期時又是另一項困擾。」茱莉說。

我有夜間盜汗嗎？

我真的拿了一包冷凍甜豆放在胸口，

另一包放在頸部後方。

——美國喜劇演員 蘿希．歐唐納（Rosie O’Donnell）

他嘆息說：「今天早上我才進電梯裡，汗水就從額頭滴落，我需要好好睡一覺。沒睡好我就覺得自己像是宿醉，我已經等不及想知道自己是否能做荷爾蒙療法了。」

「我媽前幾天才跟我說他吃了十年的普力馬林，我根本不知道有這件事。」我回應。

「你媽媽有變矮嗎？我媽媽本來有一百七十公分，現在已經比我矮了。」茱莉說，我倆同時招手找服務生，準備點優格冰淇淋。

◆◆◆

研究指出，失眠在女性身上更為普遍。二〇一八年，一篇發表在《臨床肺部醫學》（*Clinical Pulmonary Medicine*）的研究發現，在人生各個階段裡，女性比男性更容易睡眠不足。這種數據差異曲線多拜成年後、經期、懷孕、圍停經期和更年期所產生的生理和荷爾蒙變化所賜，更不用說「照顧小孩的責任、工作與個人生活取得平衡、照顧年邁長輩的壓力了」，這聽起來是不是很熟悉？

該研究作者指出，有些睡眠問題，比如失眠、嗜睡（失眠是無法入睡，嗜睡則是無法醒過來），還有不寧腿症候群[16]都是女性比較普遍。

我一直有在做睡眠日誌，而我平均一晚會起來五次。我跟約翰霍普金斯大學的沈文醫師講了之後，「這個問題讓我很多患者身心疲乏，焦躁，容易變得憤怒。」沈醫師說：「也有患者來找我，表示他們已經有好幾年沒好好睡覺了，好幾年！他們說已經認不得自己的樣貌。」

加州大學柏克萊分校的睡眠科學家馬修・沃克（Matthew Walker）是《為什麼我們要睡覺》的作者，他經常說我們的生理被睡不好覺給影響。我們現在都知道，長期睡眠不足會損害健康，不只是讓人感到困惑、煩躁。根據美國疾病與控制預防中心，這還會增加發展出心臟疾病、中風、高血壓、第二型糖尿病等的風險。失眠與記憶、情緒和新陳代謝息息相關。

---

[16] **Restless Legs Syndrome**，與睡眠有關的肢體動作障礙，影響的部位以下肢為主。在靜止狀態時，肢體會出現如蟲爬的不適感，肢體活動時症狀就會改善。

有越來越多研究指出，更年期期間缺乏睡眠——作家莎曼珊・厄比（Samantha Irby）稱為「更年期時鐘」——正是更年期變胖的罪魁禍首，變胖通常是指腰圍變粗。

哈佛大學的哈玎・喬菲指出，更年期女性容易在夜間重複醒來，除了熱潮紅和夜間盜汗外，還有許多原因。他和研究團隊將這些醒來的階段描述為WASO，也就是入睡後短暫甦醒的簡稱。睡眠循環持續被中斷時，就會錯過非快速動眼期（non-rapid eye movements，簡稱為NREM）的深層睡眠，非快速動眼期包含淺眠和深層睡眠，這種睡眠具備修復作用。一般的夜間睡眠，大腦會在REM和非REM睡眠之間來回運作。REM睡眠期間，大腦在處理當天資訊、經歷和情緒時腦波會加速，整理要留下和棄置的記憶。一般在睡眠期間控制的主要肌肉，比如雙臂和雙腿，不會在REM期間內運動，它們會因為筋疲力竭，暫時無法動彈。

錯過這重要且能修復的非REM深層睡眠階段，會讓你在白天也非常疲累，就像只有短暫的小睡。不過喬菲也說，比起八九個小時一直被打斷的睡眠，五個小時未被干擾的高品質睡眠也出乎意料地重要。

喬菲指出，「重點不是總共睡了多久，也就是說不可以講『我昨晚起來很多次，所以我現在要來睡到十點』，而是要有穩定的深層睡眠。如果你的睡眠一直被打斷，那就無法有深層的睡眠、無法獲得充分休息。」既然休息是健康三大要素之一，那就要確保有充足穩定的睡眠品質。

言盡於此，以下是我們大多知道優質睡眠的基本原則：把電子產品放在臥房外；若是在床上輾轉二十分鐘還睡不著那就起來吧，這樣才不會將「床」和「睡不著」聯想在一塊兒；白天時間多運動；讓臥房維持陰暗、涼爽（根據睡眠基金會，華氏六十至六十五度是最理想的溫度）。

喬菲指出，處於更年過渡期的女性更要徹底審視自己的睡眠習慣，找出任何會影響睡眠但可以控制的因素。如果更年期的你正為睡眠而奮戰，就別讓那些會干擾你休息的因素靠近了，你還要在睡前繼續滑手機嗎？還是讓貓咪繼續躺在你胸口上睡覺？

密西根大學腦神經科學中心森實驗室（Sen Lab）的研究員方宇（Yu Fang）認為，不只睡眠品質重要，維持規律的睡眠作息，例如固定的起床時間，對心理健康、足夠的睡眠時間也同等重要，只是這個要素並不被認同。二〇二一年有份研究，研究對象是第一年的住院醫師——一群被剝奪睡眠的人——方宇和同仁發現，不規律的睡眠作息會增加憂鬱風險，整體睡眠時間也會更少。

專家認為要保持固定的起床時間，週末假日亦然，這樣才能調節人體生理時鐘，也就是由光與暗來調整生理的二十四小時。「意思就是說，不管幾點入睡，不論睡得多不好，每天都在同一個時間醒來。」瑟斯頓表示。

我聽從瑟斯頓醫師的建議，生活果然有了重大改變。我決定晚上十點四十分上床睡覺，雖然還是有點晚，但我發現自己每到晚上這時間就開始打盹兒。我每天會在六點四十分起來，因為這時間孩子要起床準備去上學，現在我連週末也比照辦理。失眠情況有好轉嗎？好像也不見得，但這樣的新作息確實比任何東西都能調整我的睡眠。

睡眠的另一個敵人是會打呼的另一半。我丈夫湯姆曾經得過特別嚴重的流感，當時對細菌害怕至極的我請他去客房睡，結果我意外地發現真相。在我因為熱潮紅而多次半夜醒來時，我發現湯姆像豬啼般的鼾聲，先是一串短促的噴鼻聲，接著是細碎的喘息聲，最後變成高音拉長的豬叫聲，不斷吵醒我。

打呼會如何干擾睡眠？二〇二〇年，一篇刊登在《睡眠》期刊的研究提到打鼾者的分貝，他們發現有百分之十四的人超過五十三分貝，這已經是噪音等級了。

多倫多瑞爾森大學[17]（Ryerson University）的研究人員還發現，人們大多認為另一半在身邊可以睡得比較好，事實結果並非如此。該校的睡眠與抑鬱實驗室總監（Sleep and Depression Laboratory）寇琳・卡尼（Colleen Carney）就對加拿大公共廣播電視台

（CBC）提到，「人們總會說『一起』睡比較好，但實際監測他們的大腦，我們發現他們沒有進入深層睡眠，因為他們持續被移動或聲響給吵醒。」（非自己的動作或聲音）。

有個能獲得更多睡眠的方法就是「睡眠離婚（Sleep Divorce）」也就是伴侶依舊維持關係，但是偶爾或經常分開睡。這種做法並不罕見：二〇一七年全美國睡眠學會的調查發現，每四對伴侶中幾乎有一對會分房睡。建商托爾兄弟（Toll Brothers）也指出雙主臥的需求越來越多。

有些更年期女性告訴我，他們並沒有每天與伴侶睡在一起，有些人是只在週末和伴侶同房。有的人會做睡前儀式，和伴侶一起躺在床上，之後對方就偷偷離開去別處。沒錯，他們是會想念互相依偎的感覺，但就如知名的性治療師埃絲特・佩雷爾（Esther Perel）說的，「每晚睡前你觸碰的是什麼東西？一早醒來時先摸的又是什麼呢？老實說，是不是手機？」

我還沒做好面對睡眠離婚的準備，但如果湯姆在任何時候干擾到我的睡眠，我會要

---

⑰ 二〇二二年更改為多倫多都會大學。

他去樓下的客房睡。包括他和那群好友的深夜巡禮團或是每週足球賽結束後續攤（通常是喝啤酒），如果湯姆爛醉後跌倒，就一定會吵醒我。

我跟瑟斯頓醫師表示，每當我要求湯姆睡客房時總會有罪惡感，「你做得很好。睡眠對心理健康、認知、大腦很重要。有份研究指出經常在半夜醒來的女性，容易出現大腦血管損傷。這真的非常、非常地重要。」他說。

◆◆◆

我知道對許多正經歷痛苦更年期的人來說，睡前喝杯酒可能是不錯的助眠方法，但酒精其實會影響睡眠。有許多研究已經證實酒精會干擾深層睡眠，儘管它是目前全美最受歡迎的助眠利器之一，據統計全美國長期失眠者約有五分之一都使用酒精。

酒精會抑制中樞神經系統，確實具有鎮靜效果，可以使人快速入眠。不過睡前喝酒的人通常會醒來更多次，也無法獲得可以好好修復的非快速動眼期睡眠，因為他們的肝臟會在後半夜開始代謝酒精。如果睡眠已經被熱潮紅和夜間盜汗干擾，那酒精會使睡眠休息更加分裂。

多年來，我訪問過許多睡眠專家（對醫療線記者而言，失眠也是所謂的萬年新聞，不論新聞有何花招，讀者們總是對此議題樂此不疲）。許多專家告訴我，很多患者覺得自己有失眠問題，但其實只是因為在睡前喝了酒。

要辨別酒精是否真的是罪魁禍首，他們會建議患者試著兩週不要睡前飲酒，同時把每天的睡眠狀況記錄下來，通常結果都讓當事者大感意外。

如果你無法離開酒精，專家建議試試在睡前四小時前先不要喝紅酒，瑟斯頓醫師也說：「我自己也愛喝一杯，但我們都知道年紀越大對酒精越敏感，它真的會搞砸我們的睡眠。」

我自己比較傾向服用褪黑激素，我也不是唯一一個這樣做的人。過去二十年來，全美國使用褪黑激素的人增加了四倍。某些國家，比如英國，褪黑激素只能靠醫師開處方來取得，但在美國已經可以直接買到，就連小孩也能買到內含一點五毫克褪黑激素的L'il Critters軟糖（水蜜桃口味真的好好吃！）

褪黑激素也被稱為「德古拉荷爾蒙」（Dracula hormone），因為這種激素夜晚時才會出現，這是由大腦自然分泌來告訴身體要睡覺，慢慢放鬆休息。更年過渡期間，褪黑激素和雌激素一樣會減少。

對某些人來說褪黑激素沒有什麼用，或是反而會讓他們隔天感覺自己像攤爛泥。許多人會每天服用五或甚至十毫克，不過專家建議要從低劑量〇點五毫克開始。你也許想要增加劑量，但多不見得就比較好：麻省理工學院的研究人員發現，在睡前只需要服用〇點三毫克的褪黑激素，就能幫助年過五十深受失眠之苦的成人安然入眠。

根據二〇一八年的一份澳洲研究，更好的做法是固定的睡眠時間搭配服用褪黑激素。研究人員請受試者在睡前一小時服用〇點五毫克的褪黑激素，同時每晚固定時間上床睡覺，結果受試者不僅早了三十四分鐘睡著，而且睡眠時間持續更久，也較少被干擾睡眠。

還有人喜歡服用CBD軟糖來幫助入睡。二〇二一年一份加拿大的研究報告指出，接受調查的一千五百名女性當中，約有三分之一回報有使用大麻，而且大多是口服攝取以處理更年期症狀，比如失眠。雖然目前沒有太多研究指出更年期失眠與CBD之間的關聯，但既然有如此多的女性自我診斷且自行治療，應當要有研究佐證。

我的朋友妮亞每天晚上都會服用五十毫克的CBD。「只要兩顆軟糖就能放鬆睡覺。」

妮亞說：「感覺就跟一般吸食大麻一樣，只是你不會飄飄欲仙。我知道用吸的效果會比較快，但我不介意這樣慢慢來，因為我覺得軟糖比較安全。」（根據《消費者報告》，這的確是真的：電子菸煙油裡的部分溶劑會因加熱變得高溫，轉化成類似甲醛的致癌物質。）

許多人也大推鎂的助眠效果，雖然近年有後設研究發現這說法並沒有實證研究背書。科學家不確定為什麼鎂會有效，有個理論是說缺乏鎂會干擾引發睡眠的荷爾蒙。鎂有很多種形式，如果你打算服用，克里夫蘭醫學中心建議攝取兩百毫克的甘胺酸鎂（magnesium glycinate）或是兩百毫克的檸檬酸鎂（magnesium citrate）。避免接觸氧化鎂（magnesium oxide），該醫學中心網站上的說明「身為一款軟便劑，可能對失眠不太有用」。我個人是覺得滿黑色幽默的。

如果熱潮紅和夜間盜汗是你失眠的主要原因，請考慮荷爾蒙療法。二〇一七年一篇刊登在《睡眠科學》期刊的文章，稱其為治療熱潮紅及相關睡眠問題「最值得建議且最被大眾接受」的療法。「對於因熱潮紅而選擇雌激素的女性來說，這確實有助於睡眠，」喬菲證實：「雖然我們還不太清楚是不是因為這療法治療了熱潮紅，而使得患者睡得更好，還是它真的有直接助益。」研究指出MHT療法當中的黃體素會縮短入眠時間，在夜間不容易醒過來，因此增加整體的睡眠時間。

當然也不一定得吃藥，記住一個簡單的法則，就能與生理時鐘愉快相處：**白天多接觸光線，晚上少一點**。在醒來的一小時內去室外曬曬自然光兩分鐘，然後在傍晚日落提醒大腦準備休息前，重複做一次。和早晨一樣只是兩分鐘也好，但傍晚最好是十分鐘。

晚上十點就把燈光調暗吧，盡可能別開啟任何會照到頭頂的燈，這是史丹佛大學腦科學家安德魯．胡伯曼博士（Dr.Andrew Huberman）建議的。他指出這類燈光會刺激眼睛裡的黑視蛋白（melanopsin）細胞，讓大腦覺得所處環境有燈光（**太陽出來了，該起來了！**）。胡伯曼博士指出房內燈光越暗越好。

許多專家也說，最容易幫助入眠的方法之一就是治療失眠的認知行為療法（或稱CBT-I）。這是一種有助於停止夜間思緒過於旺盛的療程，讓你在促進休息的習慣下辨識、替換掉任何會影響睡眠的行為。CBT-I的好處在於，它不像一般藥物有藥效之限，而是能幫助患者克服造成睡眠問題的背後原因。「真正幫助你找出放下思緒的方法，」瑟斯頓醫師表示：「我們無法壓抑念頭的產生，所以這種療程偏向釋放思緒，用**沒事的，我之前也曾經歷過，我們明天再來處理……**的話語來安撫自己，還有深呼吸。你要配合醫師，共同設計能趕走思緒的治療方針。」

我會因為滿身是汗而醒來，

彷彿床單、枕頭套都濕掉。

但我也懶得多做什麼，

朋友們醒來後把床單換掉，

而我就這樣睡著，結果被冷醒，時機正好啊。

——作家 格倫儂・道爾（Glennon Doyle）

美國睡眠醫學會（American Academy of Sleep Medicine）有自己的資料庫，可以搜索提供CBT-I療程的已認證睡眠中心和醫師。有證照的更年期醫師指出這種療程不是永久，「這種療程比藥物安全，不容易上癮且可以持續得更久，」瑟斯頓醫師說：「你會發現CBT-I真的能長期改善睡眠。」

相關研究也是非常可靠，喬菲醫師補充道：「我們曾做過CBT-I的臨床試驗，受試者是有熱潮紅及睡眠障礙的女性，結果這療法被證實改善了他們的失眠症狀。」他還進一步指出：「後續我們做了後設分析，審視所有的試驗成果，我們發現這療程真的是長期失眠的第一線治療。」

喬菲提到，有科學背書的助眠應用程式也很有效。很多醫師推薦ShutEye、Sleepio以及我最愛的「CBT-I訓練」，這是由史丹佛大學醫學院與聯邦政府合作設計的免費應用程式，裡面包含呼吸工具和睡眠日誌，還有開始沉思時可以替換的思考，像是：**就算我少睡一點還是可以正常行事。我忍受得了，就算我整晚沒睡也能活下去。我不需要一直都感到自在。這是我能應付、面對的另一項挑戰。**

這些思緒讓我換掉許多負面想法：**莎拉是在跟我唱反調嗎？如果媽媽的暈眩問題更嚴重怎麼辦？我是不是該在給老闆的簡訊裡多加個笑臉貼圖？我剛剛有鎖門嗎？萬一我**

沒鎖門，貓咪跑出去了怎麼辦？如果貓跑出去被車撞了呢？如果我一早開車出門時，走丟的貓突然跑到車子前面怎麼辦？

我反而從中學會一些很有幫助的魔法咒語：**我今天已經做夠好了。我現在很安全，安穩地躺在床上。我很平和。我現在要睡覺了，這樣才能讓我的身心休息。**

正念深呼吸可以改善熱潮紅，它也被證實能夠啟動一連串的生理反應，加速睡眠。睡眠專家們很常提供一個方法：**躺下來，一隻手放在胸口，另一隻手放在肚子上。鼻子吸氣默數到四，閉氣默數到七，默數到八時然後用嘴巴吐氣。**

有壓力的思考猶如掠奪者會使當事人的心跳加速、皮質醇增加，深植於內心的「戰或逃」反應便開始對危機起作用。有篇睡眠研究就曾消極地指出「每日世界裡總有惡熊出沒」。

拉斐爾・佩拉約（Rafael Pelayo）是史丹佛大學睡眠醫學組的臨床教授，他指出對很多人來說，躺在床上最能專注於思考。如果你認為各種思緒讓你睡不著，他建議可以規劃一個不在床上思考事情的時間。我自己會在晚餐後出去散步，利用這段時間來整理一天下來的心情。

雖然大部分睡眠研究的重心多是睡覺時會反思已經發生過的事，但對於未來的擔憂，諸如「萬一我忘了做這個，明天是不是就完蛋了？」的煩惱也很重要。根據某篇睡眠研究，尚未完成的事情會引發「重度刺激的認知活動」。

喬菲建議患者準備一本筆記本，最好是有封面，看不出來自己寫了什麼的那種，把本子放在床頭。「我稱之為煩惱清單或是待完成清單。在白天或睡前把清單寫下來。如果你在半夜醒來，你可以這樣順勢安撫自己：『我不需要一直想這些事情，我已經寫下來了，明天再來處理就好。』」他說。二〇一八年有份研究發現，在睡前花五分鐘寫下清單的人比起沒這麼做的人更快睡著。

寫下所有你明天要做的事，CBT-I應用程式建議使用者要盡可能地讓半夜時的思緒越無聊越好。

我在布魯明戴跟茱莉講了這些事後，他笑出聲：「我不用試啊，無聊的想法我已經多到不行了。」

「我敢保證，我的肯定非常無趣。」我一邊挖著優格冰淇淋吃，一邊說，這冰淇淋的確「值得一吃」。

「要來比一下嗎？」我說。茱莉和我什麼都愛比，我們很會用八〇年代流行歌曲的歌詞來挑戰對方。

在這場「誰昨晚的想法最無聊」競賽裡，茱莉先出手。

「好，正如你知道的，我花很久的時間才找到新餐墊。」他開始說。

我點頭，我們曾對餐墊有過幾次嚴肅的討論。

「我終於在Etsy上從一個拉脫維亞女人那裡找到了。那些餐墊非常美，等我拿到時，連同包裹寄來一封手筆信，說明要如何手洗這些餐墊。」

「手寫信啊，」我沉重地點了頭：「那應該是個警告。」

「對啊，而且手洗過程超麻煩，什麼『先裝一盆冷水，輕輕放入餐墊』之類的。」茱莉一邊講，一邊吃著自己的冰淇淋。「昨晚大概凌晨三點，我就在想，我是不是乾脆多訂幾個同款的餐墊？我一直在反覆思考這件事，但我不想多花錢，我就是想把餐墊直接機洗。」

他交握著手，「我還有一個更無聊的。記得我說過我家大樓來了一位新管理員嗎？他名字是艾維斯。」

茱莉示意要結帳了，「我家廚房流理臺上方的小燈亮不了，原本的管理員每次都能幫我搞定，但我覺得這事不能找艾維斯，他才剛來而已，你懂嗎？因為他還在適應，若要找他，一定得是非常緊急的事才行。」

後來我決定也要講兩個無聊的事。「昨晚我起床後就在想我母親有暈眩症，有鄰居說耳鼻喉科醫師會拿一個特殊的震動工具，放在頭的旁邊後開啟電源。他聲稱震動的力道會把內耳裡那些造成暈眩的結石弄鬆散。我就在想，如果我拿我的強力後背按摩器，把它放在我媽頭上，然後打開開關，是不是也會有他說的那種效果。」

茱莉聽完想了想：「可能可以喔。」

我又分享了第二個，「你知道感恩節時放在青豆燉菜上的油蔥嗎？我家裡還有剩下的，我就在想這些油蔥可以怎麼用，濃湯嗎？」

茱莉聳聳肩道：「或是直接從袋子抓出來吃就好。」

「也是啦。」

在一陣長談辯論後，我們決定這場「誰的想法最無聊」比賽平手。

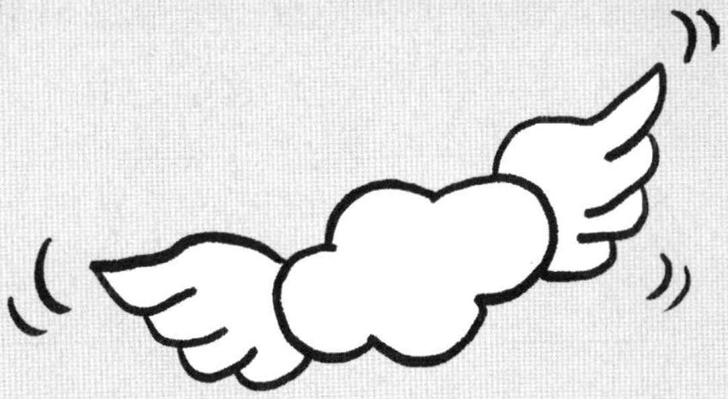

第6章

五十道白色陰影

那些關於掉髮、發胖、皮膚乾燥的煩惱事！

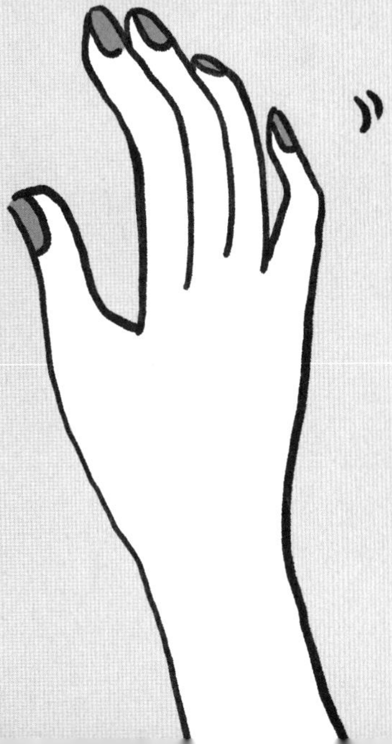

二〇二一年末，《紐約時報》裡有篇文章標題是〈為什麼女人年紀大了，下巴會開始長毛？〉後來，很快就累積了上千則的留言，許多內容都讓我也深表同感。

我左肩突然長出奇怪的毛。

我和好友說好了：如果我們有人因為昏迷送醫，另一個人就要來幫忙拔掉下巴的毛。拔毛怎麼會是昏迷時最重要的事？沒錯，但就是這樣。

我的車子裡都是掉髮啊。每當等紅燈時，我就會照鏡子，在陽光下那些白髮根本無處可逃。

我還記得四十五歲時我曾問人：金色鬍子是不是看起來很糟。他當時回答我：「你看起來就像隻鯰魚。」自那時起我就開始拔毛了。

還有一則評論最引起共鳴：**我終於找到同道中人。**

根據比佛利山莊知名婦產科醫師塔伊絲．阿莉亞巴迪（Thaïs Aliabadi）表示，更年過渡期間女性身體會停止疏通雌激素，但是會持續循環同等的雄性荷爾蒙比如睪固酮。

「荷爾蒙失衡會引發男性第二性徵的出現，比如粗糙的臉部毛髮。」他說。

隨著體內荷爾蒙的失衡，頭部的毛髮會變稀疏，但臉上的毛卻可能開始旺盛起來。這種突發性的移轉，宛如水蜜桃上的絨毛，會覆蓋整個臉部，或者是讓對雄性荷爾蒙敏感的臉部毛囊，在上唇和下巴長出濃密的深色毛髮。

阿莉亞巴迪表示：「下巴長了幾根毛，當然沒什麼，不代表不正常。但這種情況會讓人不安，特別是它們一個晚上就長了半吋。你可能會在公共場合或跟朋友共享午餐時發現這些毛，於是你不自覺地一直摸著下巴。一摸到新長出來的毛，恨不得自己的手指就是鑷子，雖然眼睛看著朋友、聽對方說話，但滿腦子都是**毛、下巴的毛、下巴的毛、我那又長又粗的下巴毛。**」

我經常想，珠寶設計師應該要設計一款藏有迷你鑷子的墜飾，好方便我們偷偷拔毛（我也會在車上放一小支，就如那位在《紐約時報》發表文章的人，我發現車內空間讓人無所遁形。）

要掃除這些惱人的雜毛當然有很多方法，除了動手拔，蜜蠟除毛、挽面和糖漿脫毛都會破壞毛囊，抑制毛髮生長。皮膚精雕和脫毛膏就像除草不徹底，雖然能拔除每一根毛，對毛囊卻毫無作用。

有款處方乳膏品牌Vaniqa可以減緩毛髮的生長速度（這款乳膏不是非專利用藥，價格並不便宜，建議拿來用在剛長出新生毛的部位）。若要達到永久除毛的效果，就要用雷射和電解法來破壞毛囊，使毛髮永遠長不出來。

我和朋友們現在有個「針對下巴」的共識：**如果你看到了，一定要說出來。**

◆◆◆

更年過渡期期間，你的外貌（皮膚、頭髮、身體）會有改變。如果你願意改變，我會告訴你為何會發生這種變化，以及該怎麼應對才好。目的在於在這段自然的人生過程裡依舊能夠做自己。如果把下巴毛綁成辮子再串上珠子做裝飾，或者宣告「白就白了管他的」可以讓你做回自己，那就是你該做的事。

有時候當然不見得可以事事如意，但對於五十歲女性該是什麼模樣的既定印象，過去數十年來確實改變很大。二〇二〇年超級盃賽事之後，全世界都在瘋傳一張以珍妮佛・洛佩茲（Jennifer Lopez）為主角的迷因圖：左邊畫面是《黃金女郎》的布蘭琪・德福魯克斯（Blanche Devereaux），一頭過時的髮型和老氣的毛衣（劇中一九八五年的他五十歲），另一邊是肢體柔軟的洛佩茲穿著亮片緊身裝跳鋼管舞（二〇二〇年他五十歲）。

我知道迷因圖的作者想要表達什麼，布蘭琪的樣貌並沒有什麼不妥，任何中年女性都不該有「我得像洛佩茲一般」的壓力。我訪問過他，我絕對可以作證，他那脫俗的美貌讓人出神，我甚至一度口齒不清地想叫他「珍佛兒」。

我曾和珍佛兒一樣有著一頭亮麗蓬鬆的長髮，但現在已不復在。有一天，我洗完澡要離開淋浴間時，我沮喪地低頭看著那球有如倉鼠大小般、卡在排水孔上的毛髮。梳頭髮時，我突然被自己那明顯的髮線給嚇到，立刻撥電話給妹妹迪娜。我連招呼都沒打，劈頭就問：「你也差不多要更年期了吧？你是不是開始掉頭髮了？我頭髮的分線越來越開了，你的也是嗎？」因為是家人，所以我很常這樣做，迪娜比我有禮貌，通常他會先問你好嗎、週末過得如何，但他也很懂我的怪異行徑。

「對啊，我大概六個月前開始的，髮量越來越稀疏，特別是額頭的髮際線。」他說。

「我是頭頂這塊，我好像有局部掉髮，沒有人想要東禿一塊、西禿一塊。」

「不會這樣啦～」迪娜保證。

我也問了另外一個妹妹海瑟同樣的問題。

「老天，我覺得從額頭開始禿頭太可怕了。」

「我剛剛就是這樣跟珍西說的。」迪娜說。

「而且頭髮變得很乾、很容易斷，」海瑟表示：「我得把後面的頭髮往前敷，才遮得住。」

「你的『敷』是指整理嗎？」迪娜問。

「對。這樣才能遮住稀疏的部位。」海瑟說。

不只我們三姊妹為頭髮稀疏而苦，二〇二二年有篇刊登在《更年期》期刊的報導，泰國研究團隊針對超過兩百名更年期女性的頭皮做了研究，發現超過一半的人都有頭髮稀疏的困擾，這是一種稱為「女性雄性禿」（Female Pattern Hair Loss，簡稱FPHL）的常見狀況。

雖然目前尚未得知為何更年期女性的頭髮會變稀疏，但研究指出驟降的雌激素可能會影響到雌激素接受器所在的毛囊，複雜的生理、基因和荷爾蒙影響會使得毛囊開始萎縮，使頭髮變細，生長期縮短。佛羅里達州傑克森維爾梅約醫學中心的皮膚科醫師艾莉森・布魯斯（Alison Bruce）更表示基因也會有所影響。

儘管髮線後退比較常發生在男性身上，但女性發現馬尾越來越小撮，或是梳頭感覺掉髮情況變嚴重時，也是會驚嚇不已。我跟布魯斯說到了自己頭髮的分線越來越寬，他表示，一般來說女性雄性禿是「前額髮線沒有變化，但頭頂部分的分線越來越寬，髮量也越來越少，就像聖誕樹一樣」。或許我應該在頭頂裝飾一顆星星。

也有患者與布魯斯說，他們發現「頭皮容易曬傷，以前不會這樣，這對女性來說真的很困擾」。

好在掉髮問題是可以治療的。根據紐約市皮膚科專家麥肯琳・埃萊西亞德斯（Macrene Alexiades）的說法，可以先找醫生確認是否有其他原因造成掉髮。更年過渡期間的掉髮雖然常見，但也有可能是因為自體免疫疾病、甲狀腺問題或是貧血造成的，「我通常會替患者做完整的血液檢查。所以有問題請看醫生，不要自我診斷。」埃萊西亞德斯說。

如果健康檢查沒有問題，最簡單的處理方法就是立刻開始使用生髮產品，也就是百分之五minoxidil，其知名品牌就是落健（Rogaine）。布魯斯表示每三位使用者就有兩名覺得有效（他也補充生髮產品需要持續使用，因為至少要三個月才會見效）。

Spironolactone是一種口服血壓日用藥，通常會做為仿單標示外用藥來治療荷爾蒙掉髮問題。根據美國皮膚病學會（American Academy of Dermatology，簡稱AAD）指示，此款藥物藉由阻斷體內雄性激素作用而修復毛髮生長，避免掉髮情形更嚴重。二〇二〇年一篇出自《美國皮膚病學會期刊》（Journal of the American Academy of Dermatology）的研究發現，使用該藥物長達六個月的女性確實有很大的改善。但就如所有藥物一樣，這藥也有副作用：Spironolacton有利尿作用，所以開始使用時可能會出現因缺水引發的暈眩症狀。

還有一個不錯的非藥物選項，就是注射高濃度血小板血漿（Platelet-rich Plasma，簡稱PRP），抽取患者的血液後放進離心機轉，再注入頭皮，刺激毛髮生長。「年齡增長會使頭皮無法獲得像過往一般的血液循環，而PRP確實有效。」埃萊西亞德斯表示。在布魯斯的再生醫學診所裡，患者必須忍受四十至五十次的注射，但他表示患者最多可以看見百分之十五的改善成果，就他的研究發現，PRP不僅能與minoxidil相比，效果也更好。

另外有研究數據指出，頭皮按摩也能改善掉髮。二〇一九年一篇刊登在《皮膚病與療法》（*Dermatology and Therapy*）期刊的研究發現，每天兩次各二十分鐘的頭皮按摩你知道嗎？更年期根本就是地獄，吉米。

更年期是深不見底的黑洞，懂嗎？

更年期就是這樣，我現在就困在那裡面。」

——美國女演員 薇拉・戴維絲（Viola Davis）

能幫助頭髮生長。經過六個月後，有百分之六十九的受試者都回報掉髮的情形變少，並提供照片佐證。頭皮按摩不僅不花錢、有效，而且按摩後的感覺也很舒服（如果你不想用手指按摩，可以上網買矽膠材質的頭皮按摩器，效果也很不錯）。

布魯斯和其他皮膚病學家都表示，雖然坊間有許多偏方，但目前尚未有充分的研究數據可以證實補充膠原蛋白對頭髮和指甲有效。至於其他補充品，鐵對於頭髮的生長非常重要，根據克里夫蘭醫學中心，鐵質補充品有助於改善掉髮。通常門診會先做的是篩檢，看看患者是否有鐵質不足的問題，因為很多女性都有缺鐵的問題，尤其是茹素者。二〇一八年《美國生活醫學期刊》裡有一篇針對十三份研究的評論發現，吃素的女性「普遍鐵質不足」。

如果你頭髮毛躁的問題還不嚴重，可以使用深層的潤髮產品；要記得雌激素和黃體素減少，會使得皮脂分泌變少，這是頭皮製造使毛髮潤澤的自然油脂。使用髮粉可以讓稀疏的頭皮看起來毛髮增多。在髮根噴撒上含有米粉或甲矽烷基化二氧化矽（製成的乾式粉劑，能夠快速增加髮量）。也可以請美髮師幫忙設計顯現髮量的造型，甚至也能用染髮技術，有技巧地挑染增色，利用光影使單薄的髮量更顯立體感。

◆◆◆

來討論體重吧。

茗金醫師指出，雖然有些專家反對更年期與增胖有關，但大部分女性確實在這段時期變胖，更年過渡期間平均會增重五至八磅。

瑪克芭・威廉姆斯醫師也補充，更年過渡期期間增加的重量很難減掉。他在三十八歲時開始騎自行車。「我看著自己的身體過去幾年下來的變化，最近我一直在想是車隊換了測量單位，還是我的健身自行車變得老舊。」他笑道：「不過都不對，我只是效率不夠高。我現在終於能懂患者們說的『我已經盡可能運動了，但體重數字一樣沒變化。』我可以在他們跟我訴苦時更有同理心。」

西北大學的蘿倫・史特萊徹指出，許多人都想不到更年期變胖的原因之一，居然和熱潮紅有關。「熱潮紅發作時增加的皮質醇會使代謝變慢，讓減重變得更加困難。短暫增加的皮質醇不會造成問題，但如果是長期、持續地增加，那胃口就會大開、血糖升高。」

「每當有女性進來診所，宣告自己從更年期開始已經增加了二十磅，而且還減不掉時，通常我們會問的第一個問題就是是否有熱潮紅，第二個問題是有沒有好好睡覺，因為睡眠不足也與變胖有關。」史特萊徹說。

他也提醒不是雌激素變少導致更年期時體重增加，「而是熱潮紅使皮質醇增加，因為睡眠不足會使你亂吃、選擇錯的食物，也會因為太疲累而無法運動。也就是說，如果要減肥，就要先解決熱潮紅。」

就算更年期沒讓你增加體重，你也可能會發現身體的某部位開始儲存脂肪。就如NAMS網站表示，「雖然更年期可能與體重增加沒有直接相關，但也會與身體組織、脂肪分布的變化有關。許多研究都證實，不論年齡如何，圍停經期與腹部脂肪增加、淨肌肉量減少有關。這意味著在中年女性從梨形身材（臀部和大腿變胖）變成蘋果型身材（腹部、腰部變胖）的路上，更年期確實扮演了重要推手。」

我想像自己的屁股像座冰山慢慢擴張，最後駐留在肚子上，這資訊確實令我釋懷，原來那些累積在我腰部的多餘脂肪，並不是因為我「懶惰」，而是生物學的生理變化。你可以一天做滿一千個腹部前屈，但還是會胃凸——我們很多人都會碰到這情況，而且可能永遠回不去，但也沒有關係。

更年期期間我胖了將近十磅，而且全集中在腰部，我所有的褲子都穿不上，只剩幾件非常寬鬆的可以穿，原諒我這個慢跑者連件慢跑褲都沒有。在我變胖一年後，我依舊無法穿進任何一條褲子。若說我捨不得丟掉那些褲子可能是言過其實，我覺得它們根本是因我沉默的指控而被關在衣櫥裡。我打電話給潔米·美德利（Jamie Medley），他是維吉尼亞州的時尚網紅，在IG上非常受更年期女性喜愛，我向他詢問該怎麼辦。

他馬上回答：「捐出去吧，已經一年沒穿了，那就砍掉重練、多加點顏色！接受你自己現在的樣子，盡你所能的去搭配。」美德利已經六十多歲了，他說自己也是進入更年期後突然腰圍大增，而且再也回不去。「我以前都穿四或六號，但現在要穿十號或十二號。我早就不在意數字了，除了你自己還會有誰知道呢？除了你自己還有誰會盯著你瞧？」

美德利給粉絲的第一個祕訣就是：買大一號的衣服，再來修改。「年紀越大，越需要好的裁縫師。」他說：「這樣你的衣服就會像是高級訂製服一樣。」

儘管體重數字可能不會改變，但維持運動習慣的好處確實多不勝數。威廉姆斯醫師表示，淨肌肉量以及雌激素會隨年齡增長而流失，「但肌肉細胞在消耗熱量上會比脂肪細胞來得更有效率，因此養成肌肉很重要。」超過五十歲的女性也需要靠淨肌肉來穩定關節，維持骨骼力量。規律的運動能有助於肌肉量流失。

如果你沒有運動習慣——努力工作或專心照顧家人的中年女性特別容易這樣——那就要盡力重新培養運動習慣。「有了小孩後，我就沒有在運動了。」我的朋友凱希說：「現在最小的孩子也上大學了，我試著動起來，去整理院子之類。因為我有股莫名的衝動想要維持最佳體能，我會聽podcast，甚至連散步撿樹枝時都聽。我現在五十多歲了，反而覺得比二十多歲時更有活力，可能因為年輕時候我經常夜夜宿醉吧，總之這個是意外的驚喜。」

杜克大學醫學中心的卡米爾．莫雷諾醫師建議女性，每週至少做兩次肌力訓練（比如重量訓練或伏地挺身），以增加肌肉量。

規律的運動是最接近神奇靈藥的作法，可以預防骨骼疏鬆、糖尿病和心血管疾病。運動也會促進所謂快樂成分血清素增加，使你心情愉快，還能幫助睡眠。美國衛生部建議每週做兩點五至五小時，適度至激烈的有氧活動，不見得要做到鐵人三項的程度，快走就足夠了。帶上朋友、狗一起走吧！

順便說一聲，家中有狗的人比起沒養狗的人，已經被證實比較容易達到運動建議量，研究人員稱其為「萊西效應（Lassie effect）」，經常遛狗可養成緊急求生的益處。我家鄰居崔喜曾說：「我自己完全沒有動力去運動，但如果我家狗趴在地上，一臉埋怨我的表情，我就會帶牠出門。」

在飲食方面，在芝加哥登記執業的營養師克莉絲蒂．布瑞賽特（Christy Brissette）提供了極為合理且醫生也會給的類似建議：謹慎飲食而非暴飲暴食，並大量攝取蔬菜。選擇升醣慢的複合碳水化合物，才不會使體內胰島素激增，最後儲藏多餘脂肪在腹部，每一餐都要攝取蛋白質，才可以幫助你維持肌肉量。布瑞賽特提醒不要為了減肥而選擇過於嚴苛的飲食控制，「研究顯示，嚴苛的飲食控制不僅會讓你復胖，而且胖回來的體重通常都是腹部脂肪」。

二〇二一年在《食物與營養科學重要評論》（*Critical Reviews in Food Science and Nutrition*）期刊裡的報告建議，醫師會開地中海飲食的處方給發胖的更年期女性。雖然我沒有在飲食控制，也極少寫飲食相關文章，但我對飲食文化終於朝此發展感到興奮。然而，相對於以蔬食為主的健康飲食來說，地中海飲食只是較不無聊的飲食模式。地中海飲食法在一九五〇年代出現，當時發現許多地中海國家的人如希臘都比較長壽，罹患心臟疾病的機率也較低。深受營養學家熱愛的地中海飲食法，最大特色就是攝取抗氧化和抗炎物質的蔬菜、水果，並食用「優質」脂肪，像是特級初榨橄欖油與堅果、紅酒和全穀片。「很多證據都證實，地中海飲食確實能有效體重控制、改善更年期問題。」

芝加哥伊利諾斯大學的馬基醫師還補充，地中海飲食法的好處不只如此，「有充分的資料證實，地中海飲食能降低罹患阿茲海默症的風險。我們想像一下，這種飲食法經過大量、隨機的試驗後，被證實能降低所有人害怕的失智症。」

但這不代表你得全天候遵守地中海飲食，馬基補充，你可以把奶油換成橄欖油，或是把點心換成鷹嘴豆泥和胡蘿蔔。

還有，特殊飲食無法「均衡」荷爾蒙，不論社群媒體或食譜書裡如何推崇都做不到。《更年期宣言》（*The Menopause Manifesto*）一書的作者，婦產科醫師珍．岡特（Jen Gunter）曾在《紐約時報》發表，「生育荷爾蒙需要均衡」的概念是「全北美產科檢驗室裡常見的現代迷思」。他提醒我們，女性的荷爾蒙指數「不只是每天有變化，而是時時刻刻都在變化」，因此很難「均衡」。

也可以減少鹽分攝取量。就如之前提過，更年期後雌激素減少，會增加高血壓的風險，減鹽可以降低風險。鹽對骨骼來說也不是什麼好東西：二〇一八年韓國一篇研究發現，鈉攝取過多和圍停經期女性骨骼密度低之間的相關性。全美心臟學會建議每天攝取量以一千五百毫克為限（不過這不適用在很會流汗的人身上，如果你正好是運動員、重勞動的工人或消防員，AHA說你們需要更多的鹽）。

◆◆◆

在我打電話問姊姊們頭髮問題後幾天，海瑟打了電話給我。「我剛剛發現我的右手背上面出現奇怪的圖案。」他說。

我正好按下電水壺，繼續問他：「什麼樣的圖案？」

「六角形的圖案。感覺很像我躺在枕頭或什麼東西上留下的印子。但我沒有用任何會讓我壓出六角形的東西啊。床單或其他東西上也沒有，我總不會躺在蜂窩上吧。這到底是什麼東西啊？」

我也覺得很詭異，於是我要他等待十五分鐘看看那圖案會不會消失，然後再打給我。同時我也上網查詢「蜂窩手」，真心後悔我這樣做，因為我搜到的結果是個奇怪的皮膚問題，還有一大堆令人難受的圖片。

海瑟回電時我正好喝完茶，他說：「那圖案還在我手背上。」

「哪一隻手？」我問，連我也開始好奇這問題是如何發生的，他說是左手。

「那另一隻手呢？」

「我決定不要再盯著手看了。」他說完，停了約一分鐘後，「你才剛要我看，現在我的右手也出現蜂窩了啦！」

「我來研究一下。」我要他拍照用簡訊發給我。

「老實說，現在我反而不覺得有什麼特別，我已經接受它了，就這樣吧。」他說。

「但它可能沒那麼簡單啊！」我說的同時又倒了一杯茶。

「想知道件有趣的事嗎？」海瑟問。

誰會說不啊，我當然不會。

「你記得爸爸上個月剛做的膝蓋手術嗎？他給我看他的腿，非常腫，腫到連一絲皺紋凹陷都沒有，我居然感到嫉妒！我跟他說：『爸，你應該愛你的腿～它好像小寶寶的腿一樣。』」

「我現在在看你傳的照片，那根本不是什麼蜂窩手好不好，只是皮膚太乾而已。」

雖然我身上沒有出現任何蜂窩圖案，但更年期給我外表最大的變化就是皮膚了。就幾年時間，我的皮膚從本來的豐潤有彈性變成又乾又癢、長滿粉刺，還很鬆垮。

雌激素確實在膠原蛋白的生成上扮演重要角色，膠原蛋白是皮膚裡一種主要的結構性蛋白質，有助於維持肌膚的堅實、彈性以及保水度，甚至還有助傷口癒合。據估計，更年期開始頭五年會流失約百分之三十的皮膚膠原蛋白，在那之後，膠原蛋白會持續減少，每年少約百分之二，而本來的皮膚厚度每年會降低百分之一。「我這樣說或許能讓你感覺比較舒服，每個人隨時隨地都在流失膠原蛋白。」阿拉巴馬大學醫學系的皮膚科助理臨床教授柯蕊・L・哈特曼（Corey L. Hartman）說。

雌激素流失以及陸續減少的膠原蛋白，會讓皮膚變薄、變乾、變得敏感且暗沉。「我們的皮膚不再緊實，開始變鬆。」全美皮膚科學會網站上如是說。「雙下巴開始出現，鼻尖到嘴角的線條走樣，原來只在微笑或皺眉時才出現的皺紋會更明顯。」最後還有這個：「之後，鼻尖會開始下陷，我就是這樣。」

圍停經期與更年期期間，你可能會同時受到粉刺和皺紋的眷顧，我嘴邊的法令紋就集滿面皰，順帶一提，整形醫師還會稱法令紋為「笑紋」或「木偶紋」。

全美皮膚科學會表示，皮膚的酸鹼值在五十歲左右會開始改變，酸鹼值數字越高，皮膚細胞的保護力就會下降，使皮膚變得脆弱，更為敏感。如果本來就有酒糟疹或濕疹等的外顯皮膚狀況，那就可能會更糟。

隨年齡變化的不只是膠原蛋白流失，彈力蛋白也是，這是另一種名副其實使皮膚充滿回復力和彈性的蛋白質。流失時你的面容會往下垮，為「天生臭臉綜合症（Resting Bitch Face）」。我已經有雙下巴和垂肉了——就是許多脊椎動物下巴處掛著的那一塊肉。我發現自己的天生臭臉綜合症特別惱人，因為我會看起來很陰沉，這跟我的樂觀主義人設完全不搭。

我跟母親共享這個私密的生活之樂，他曾是阿拉巴馬州選美冠軍……我本來打算寫他「八十了還是很美」，但我突然想到寶琳娜·波利斯科娃（Paulina Porizkova）曾經譴責了「還是」這個詞。

波利斯科娃出生於一九六五年，他經常為社會輕視年長女性的現象發聲，並督促女性要站出來，不能被社會淘汰。他對那些經常在他個人IG帳號上私訊，說他「還是」很美、「仍然」火辣、他們「依舊」願意和他約會的男性喊話，「能不能不要用『還是』這個詞？」並且直白地批評這些人是年齡歧視者。「『還是』就像『可是』，用了只會毀掉一段讚美，一種說法可能會毀掉一句道歉。這個詞暗示了某人處在一個讓你感到吃驚的狀態。這裡指的是什麼？不再美麗了嗎？你聽過有人說『你還是很聰明、你依舊很有天賦』嗎？應該很少聽到吧？」

波利斯科娃總結：「下次你想用『還是』時，建議先想想，不要用。」他說的沒錯，年齡歧視主義，特別是與性別歧視主義放在一起時，就代表著狡詐且殘酷。就連我自己面對年齡歧視主義時，有時也不知道自己是何時內化了這個概念——讓這種意識滲入我自己的視角和用詞語言，我有在努力檢視這點。

就如他經常說的，女性不該因為勇敢正視年紀而被責罵，不過我還沒到那時候（他也會表示他理解）。我想要自己的面孔反映出我內心的活力。就如我的朋友凱希，我也覺得現在的自己比以前經常宿醉、二十多歲時的自己，更有活力。

我曾為《Vogue》撰寫美容相關文章許多年，也訪問過無數名皮膚學家。我把他們的建議統整後，規劃出一個方案。

首先，柯蕊・L・哈特曼醫生指出要做好全面檢視皮膚保養程序的心理準備。我告訴哈特曼，我進入圍停經期時，以往會用的保養品，像是保濕品之類，對我的皮膚一點用都沒有。圍停經期期間，細胞代謝會變慢，到最後我的皮膚變乾燥、變厚，沒有任何保養品可以滲透。「人們犯的最大錯誤，就是終其一生都在使用相同的保養品，」他說。

更年期一來，「患者都會跟我說：『我不懂，我也沒有更換過任何產品。』這就是問題所在。」

我接著拜訪了西奈山伊坎醫學院（the Icahn School of Medicine at Mount Sinai）皮膚科的臨床指導員薛琳・依德利絲（Shereene Idriss），他工作的依德利絲皮膚中心位於紐約市，眺望著綠葉蓊鬱的布萊恩特公園（Bryant Park）。與他同名的辦公室恰好映襯他充滿活力的熱情特質，依德利絲不愧是社媒明星。等候室的玻璃罐裡有著各色鮮豔的泡泡糖球、巧克力夾心糖，牆上是依德利絲醫師自己的藝術畫作，和寫著「記得要抹防曬」的霓虹標誌，還有一棵橄欖樹，向其家鄉黎巴嫩致敬。

他風塵僕僕走進辦公室，光潔馬尾高束在後，亮白的醫師袍下隱約看得見工作褲裝和金色球鞋，他滔滔不絕地說明更年期期間皮膚的調理。他一邊在房間內踱步，一邊告訴我雌激素變少也會使皮膚喪失神經醯胺，除了膠原蛋白生成，這是能讓皮膚細胞維持緊密、維持皮膚防護層、保濕的重要脂肪酸。另外，支撐皮膚結構且維持彈性的玻尿酸也會減少。

我們要如何恢復皮膚的保濕度和彈性呢？

更年期後，荷爾蒙會改變、身材會改變，肚子也會變大。

我一直努力喜歡那些變肥的部位，但太難了。

我「曾對女兒」表示不要說任何貶抑自己身體的話，

而他們會對我說：「為什麼你要做你不准我們做的事？」

老化真的是教你如何自愛的教育者，

因為你根本無法阻止，怎樣都會發生。

——美國女演員 安迪．麥克道爾（Andie MacDowell）

向刺激的香皂說再見

「它們會使肌膚變得更乾，破壞皮膚防護層。」依德利絲表示。「我們反而要用富含乳脂的清潔品。」避開有濃厚香味的產品；使用溫水、不要用過熱的水洗澡，這導致肌膚上的天然油脂流失。說到溫和的身體洗潔，依德利絲和許多其他皮膚專家都喜歡舒特膚（Cetaphil）清潔系列，他也推薦艾惟諾滋潤燕麥洗浴乳（Aveeno Nourishing Oat Cleanser），該產品不含刺激香氛。多芬敏感肌美體皂也得到許多醫生的好評，比如紐約市皮膚科專家喬許華・柴克納（Joshua Zeichner）。

在日常肌膚保養加入A醇

這個階段要為肌膚尋找含有生物活性的保養成分，而非只是單純保濕。如果你還沒開始使用A醇，現在絕對來得及。A醇是維生素A衍生物，可加速細胞汰換，好提亮肌膚、緩解日曬後的紅腫，幫助肌膚促進自身的膠原蛋白生成。「A醇很棒，但問題在於，圍停經期女性的膠原蛋白本來就所剩無幾，因此使用A醇反而會困擾。」依德利絲表示。如果你現在才知道A醇，那就慢慢開始。一週兩次晚上用，在保濕後塗抹。找含有舒緩成分如甘油的產品。「若你覺得A醇還是太刺激了，那就找含有大量胜肽的乳霜。」依德利絲說。

他推薦歐萊雅的Revitalift添加純A醇夜間精華，而紐約皮膚專家麥肯琳・埃萊西亞德斯偏好RoC Correxion Line平滑眼霜。The Ordinary 角鯊烯顆粒類維生素A精華2%與適樂膚皮膚更新A醇精華（CeraVe Skin Renewing Retinol Serum）的擁護者，這兩種都適合敏感肌。

如果你的肌膚負荷得了，埃萊西亞德斯建議維他命A酸Tretinoin，是更強效的A醇，需要醫師處方才能取得。「停止排卵後，肌膚無法獲得滋養，獲得的營養變少，表皮便開始變薄。」這位擁有三個哈佛學位的皮膚專家，在我拜訪他位於紐約市上東區的高檔工作室時這樣說。「如果你不是敏感肌，那A醇就能促使肌膚新血管的生成。」

強化肌膚防護層

表皮層最外面是肌膚的防護層，能鎖住水分、阻擋環境中的任何威脅。可以使用依德利絲醫師所說的含有神經醯胺成分的保濕品。研究指出黑色素較多的肌膚神經醯胺比較少，所以膚色較深的女性在更年期更容易有肌膚乾裂問題。

提到神經醯胺，多年來我諮詢的皮膚專家們經常提到兩款產品：艾惟諾的肌膚舒緩加強保濕修復乳霜，還有適樂膚的保濕霜。

永遠的夥伴保濕噴霧

依德利絲指出，用噴霧來滋潤肌膚不僅保濕，對於偶爾發作的熱潮紅也有幫助。「但只含水的噴霧反而會導致肌膚缺水，因為它只是把水灑在肌膚表面，沒有特別的作用。」依德利絲一邊說，停下本來很開心的私人指導課程，打開一個放滿米蘭餅乾的櫥櫃，拿了一包給我。「可以拿一點甘油與水混合，甚至可以用玫瑰水抑制發炎，裝在上亞馬遜就可以買到的噴霧瓶裡，這樣就能裝進包包或放工作桌上，整天下來可以隨時用。」Heritage Store的玫瑰水&甘油保濕臉部噴霧價格實惠，香味迷人還能保濕，也能舒緩我夜間發作的熱潮紅，我的床頭櫃上永遠備著一瓶。

小心呵護身體肌膚

身上每一處變薄的肌膚都很脆弱，需要滋潤，所以「身體肌膚要小心呵護，請把自己當成濕疹患者對待。」依德利絲說。事實上，為了確保產品溫和，要使用有全美濕疹學會（National Eczema Association）認可標章的產品。「確保自己用了厚厚的一層乳膏來保濕。」依德利絲喜歡Aquaphor的進階護膚乳膏身體噴霧（Advanced Therapy Ointment Body Spray），相對快乾，不留任何殘留物。而紐約市皮膚專家布萊兒·墨菲羅思（Blair Murphy-Rose）醫師則喜歡珂潤（Curél）的終極修護乳液。

身體部分，許多皮膚專家建議使用初榨或特級初榨椰子油。這是指從新鮮椰子肉冷壓萃取，而非傳統以乾燥椰子肉加工再製。此類椰子油含有豐富的優質脂肪酸，例如月桂酸（lauric acid），不僅抗菌還能保護脆弱的肌膚，還有保濕力極高的亞麻油酸（linoleic acid）。在我實際試過之後，椰子油就成為我家浴室的常備品，它不僅滋潤保濕，容易被吸收，還有淡淡的香氣，在燈光下會感覺肌膚很有光澤。好市多自有品牌就有款八十四盎司重的桶裝有機冷壓初榨椰子油，二十塊美元有找，可以用超級久。

胜肽打造流失的膠原蛋白

胜肽是種短鏈胺基酸，肌膚吸收後可以改善膚色、肌膚質地且提升緊實度。「它們會促使膠原蛋白和彈力蛋白的增生，而且不刺激皮膚。」埃萊西亞德斯說。他推薦歐蕾的新生膠原蛋白胜肽24，我則喜歡適樂膚含有大量胜肽的胜肽夜間修護晚霜。沒有其他產品比它能深入我那厚實的皮膚表層，更有效地幫我修復肌膚，而且這個在藥妝店就能買到。

利用玻尿酸強化保濕

玻尿酸是人體自然生成之物，在水中可以支撐比其重千倍的物體。埃莱西亞德斯表示，此成分是補足水分、淡化細紋的理想方法。不要因為它叫「酸」就卻步不前，目前已證實它屬於修復性成分，高劑量時可以加速傷口癒合。寶拉珍選（Paula's Choice）的修復保濕霜和Ordinary的玻尿酸2％是我訪問過的皮膚科專家常提到的推薦產品。

好好調理更年期粉刺

許多女性都提到自己的乾燥皮膚突然粉刺大爆發，特別是雙頰（我就是）和下巴處。哈特曼醫師解釋，更年過渡期間油脂生成會減少，「這很諷刺，因為油脂通常是長粉刺的原因，可是荷爾蒙不穩定會冒更多粉刺。」

哈特曼表示要調理粉刺，最不建議使用青少年的除痘乳膏，「不是所有粉刺都是同一種原因生成，」他說：「青少年的肌膚油脂分泌旺盛，可以承受刺激性產品，但更年期女性用的話很容易有副作用。」

更年期的粉刺是因為荷爾蒙變化而產生，因此哈特曼建議使用一款名為Clascosterone（品牌名稱為Winlevi）的處方藥膏，可以對付肌膚裡致使粉刺增生的特定荷爾蒙。埃萊西亞德斯建議利用口服螺內酯從體內環境來清理粉刺。此藥會減緩體內生成雄性荷爾蒙的速度，也就是使肌膚分泌過多油脂的原因（如果你正好同時粉刺爆發和掉髮，就可以用螺內酯來調理）。

選用專門調理敏感肌的除痘產品，像是理膚寶水淨痘雙效調理乳膏（Effaclar Duo Dual Action Acne Treatment Cream），就是使用溫和的酯化β羥基酸（beta-lipohydroxy acid）來清理毛孔，無香味還添加能鎮定肌膚的甘油強化。另外，要時時擦防曬品，多年來，我訪問過近百位的皮膚專家，他們都認同如果世上有青春泉水的存在，那肯定是防曬乳。

這是能隨時讓肌膚緊緻、保持好膚質的最佳方法。陽光中的紫外線會破壞肌膚內的膠原蛋白，依德利絲建議使用防曬係數三十至五十的防曬乳，不管冬天或陰天，深色皮膚更要天天防曬。「不論膚色為何，每個人都要擦防曬。」

「加入防曬大隊永遠不嫌晚，」依德利絲說完又給了我一包米蘭餅乾，我馬上拆開直接在調理室內吃起來。「保護自己的肌膚，就從防曬開始。」經過皮膚專家認可的更年期防曬品，還包括Eucerin的敏感肌面部50+防曬乳、露得清的敏感肌50防曬乳液，還有Black Girl Make It Matte Broad Spectrum 45防曬乳。

如果你想討更年期女性的歡心，那就買一大桶好市多的初榨椰子油吧。我和海瑟講完電話後，約他在我們倆住家中間的餐廳見面，「我有個驚喜要給你，」在停車場碰面時，我一邊哼著歌同時把那一桶椰子油搬上他車子後座。

隔天他打電話給我，愉悅地說：「蜂窩手不見了！」

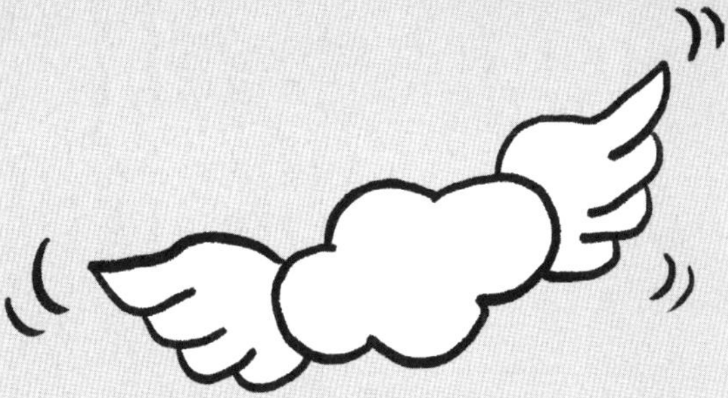

第 7 章

我怎麼又走進這房間

腦霧是真的，情緒化也是！

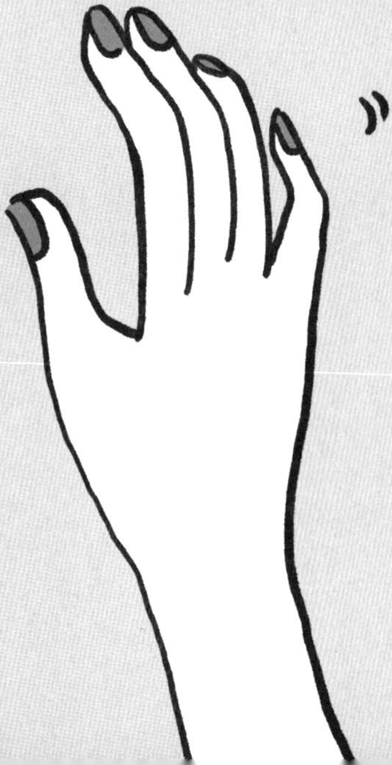

某天，我正在Stop & Shop超市採買，就在我閒逛到「清潔用品與紙用產品區」時，一個棕髮女人向我跑來。

他大喊：「珍西，你好嗎？」

我根本不知道對方是誰，只能硬擠出笑容。

「是你啊！」我爽快地回應，這句話接得不錯，但當下我真的不知道他是誰。

「老天，我們也太久沒見了！湯姆好嗎？」他問。**什麼，他知道我老公的名字？**

「他很好啊！」我點頭回答。**但你是誰啊？是學校裡哪個孩子的家長嗎？貓咪保姆？還是那個整天戴著口罩的牙醫？**

他興奮地望著我，「你家人都好嗎？」我終於回話了。**每個人都有家人，對吧？**

在這神祕女子分享他某個孩子上了大學的同時，我也不斷在腦海裡思索：把所有想得到的人用字母排序，希望能找出這女子姓名的蛛絲馬跡，艾莉亞？艾曼妲？

像我這種名字很少見的人，這個缺點就是很容易被記住。我出生那年代還沒有超音波，不知為何我爸媽就是認定我一定是男孩，他們壓根沒想過女孩的名字。所以我是家第三個J.C——繼我祖父和我爸之後的第三個「詹姆斯·柯提斯」。結果我是女生，他們當下就幫我取名為「珍西」。

前面曾提到，我的父親和祖父，畢生都奉獻給JCPenney公司，所以J.C這個名字在鄧恩家族裡有一種權威感。我的祖父甚至會以詹姆斯・凱許・潘尼自詡（對，與他本名一模一樣）在家中辦午餐會。我家客廳有個J. C. Penney的半身銅像，旁邊是一幅掛了好幾年教宗拜訪某教區牧師的合照。我也有表親叫做潘倪，你們可以猜猜他在哪裡工作？

眼前的女子還在講，我腦中的字母排列已經來到M。我想起來了！是瑪拉，住在同一條街上的鄰居。

「很高興見到你，瑪拉！」我飛快大喊，走向結帳隊伍。

◆◆◆

研究指出我這樣的腦霧其實很常見。根據二〇二二年《婦產科最佳實作與研究臨床》（Best Practice & Research Clinical Obstetrics & Gynaecology）某篇文章所說，更年期女性有四分之一會有腦部功能變化。其他更年期女性相關的大型研究則發現，變化的還有記憶、口語學習能力和處理資訊的速度。

雖然很常見，但還是讓人擔心。約翰霍普金斯大學的沈文醫師表示：「經常有患者跟我說他覺得自己瘋掉了。」

雌激素會刺激腦部的神經活動，因此雌激素變少時，大腦也會被影響。「憂鬱和熱潮紅等更年期症狀，都是源自大腦的生理變化，但大部分的人都不知道這件事。」哈佛大學的喬菲醫師表示：「他們以為是卵巢所引起，我總會告訴他們真正的指揮者是大腦，而這一切都受荷爾蒙影響，像是認知行為、情緒和偏頭痛。」

喬菲指出，研究人員到了一九九〇年代才真正理解，雌激素、黃體素等女性荷爾蒙，還有睪固酮之類的男性荷爾蒙，「除了生育中心外，在大腦裡也會作用」。不論男性或女性，身體內皆有雌激素受體——有誰會知道，男性的生殖器和大腦裡也有受體。

在我和芝加哥伊利諾伊斯大學的馬基教授商談時，我感到無比釋懷。他確認我的腦霧不是憑空想像，而且不會是永久的狀態。「腦霧和記憶問題都是更年期的常見狀況。」馬基說，他的研究主題正是性荷爾蒙對女性的認知、大腦功能和心理狀態有何影響。「這很正常也很重要，我們經常在研究裡發現這個現象。」

馬基追蹤了一群正經歷更年過渡期的女性，他觀察到在特定測試中，這群女性的認

我會莫名陷入從未有過的低潮中，頹喪至極。

我會想「女人，你已經五十歲了，事情終究會有所改變。」

但出現這種感覺時，

我就會去找治療師深談如何讓我掙脫泥淖。

——美國女演員兼歌手 塔拉吉・P・漢森（Taraji P Henson）

知表現有很明顯的變化。他稍停後繼續補充，不是每個人都會腦霧，「有些人在更年期時甚至一點問題也沒有。荷爾蒙的敏感度各有不同，我認為這也適用在認知行為上。」但是像我們這些記性變差的人，馬基表示這似乎是在圍停經期、經期開始變得不規律時會出現。

我跟他說我記不得瑪拉的名字，或是常會走進房間後忘記自己為什麼要去那，我跟戴維娜．麥考爾（Davina McCall）一樣，很怕自己是否得了阿茲海默症。我知道有不少女性會被阿茲海默症影響，這背後的原因尚不得而知。根據阿茲海默症學會指出，全美國的阿茲海默患者有三分之二是女性。「會這麼恐慌確實很正常，我的外婆也是因為這個病過世的，對我來說是非常大的憂患。」馬基說。

他提到，好消息是「對非常、非常多的女性來說，這狀況跟阿茲海默症無關。」實際的情況是，此病極少會在中年時出現，他補充道。如果你忘記自己把鑰匙放在哪裡，醫生說這很正常；但如果你不知道手裡的鑰匙是做什麼的，那就有問題了。

馬基也說，為什麼失憶並沒有這麼嚴重，一個令人信服的原因是，「縱向研究已經證實，記憶會在更年期後恢復，所以這個問題是暫時的，我們有非常多的數據資料可以佐證。如果這是阿茲海默的症狀，那這些記憶就不會回來了。」

主導維爾康奈爾醫學院女性大腦倡議企劃（Weill Cornell Women's Brain Initiative）的腦神經科學家麗莎・莫斯孔尼（Lisa Mosconi），他研究了更年期對女性大腦重新規劃事物的影響。他曾說既然更年期會影響到卵巢，我們也應該來看看大腦會被影響的部分。

二〇二一年一篇刊登在《科學報告》（*Scientific Reports*）期刊的研究裡，莫斯孔尼和研究夥伴檢視了處於不同更年期階段（更年期前、圍停經期、更年期後）的女性大腦，想調查更年期對於大腦灰質（腦部裡處理資訊的細胞）和白質（連結這些細胞的纖維）的影響。他們發現，女性大腦灰質的楔前葉會大量流失，該區域與記憶、社會認知有關。白質也會隨著大腦的葡萄糖攝取量變少而減少，眾所皆知，葡萄糖是細胞的主要能量來源。

不過，女性大腦的衰退，有部分能靠促進血流量生成一種稱為ATP的分子（細胞的另一種能量來源）來補足。事實上，女性的大腦可以在沒有雌激素的情形下重新整塑。更年期結束後兩年的追蹤檢測發現，女性的認知改變不但是暫時的，還會在更年期結束後幾年反轉回來。

換句話說，你不會永遠想不出奶油叫啥，而叫它「**那個抹在麵包上的黃色東西，等我一下，你要用閃亮亮的銀色東西來抹它**」。正如莫斯孔尼醫師說的，研究指出「大腦在更年期後有能力回歸『正常』模式，至少大多數的女性都是如此。」

雖然精神混沌的狀況對多數人來說終會過去，但那些因為熱潮紅和夜間盜汗導致睡眠品質很差的人，馬基則說他們的記憶可能不會好轉。他的研究發現熱潮紅發作次數以及記憶表現之間的關聯，「夜復一夜的長期失眠，會對記憶造成直接與間接的影響。對某些女性來說，這些熱潮紅持續最多十年或以上，特別是有色人種女性。」馬基說。

這也是為何我們要用這麼多的篇幅說明，治療嚴重熱潮紅是如此地重要。如果它已經嚴重影響你的睡眠，馬基表示，好好休息才能改善記憶問題。

我很開心知道我的腦霧終有一天會結束，而且我的記憶力可能還回得來。有多少生理功能在失去之後還能回復如往昔呢？這已經是個小奇蹟了。

有時候，我會突然喪失記憶超過一分鐘。有一次在購物中心很糗，我忘記自己把車停在停車塔的哪裡。我在停車塔裡找了約一小時，因為太過丟臉，所以我拉不下臉去找保全幫忙。後來，我找到車了，我大哭了一場（現在我的祕訣就是停完車後會用手機拍下停車格的號碼）。

十九世紀以來就有更年期期間出現憂鬱和情緒化的紀錄。醫師愛德華・蒂爾（Edward Tilt）一八五七年在其更年期相關的著作《健康與疾病時的人生變化》（*The Change of Life in Health and Disease*）裡，提到更年期女性「不尋常地發牢騷、亂發脾氣，有時候還以為是不正常發瘋。有的人因為他們控制不了脾氣使本來氣氛平和的家變得難以忍受，還有些人會突然對長期以來珍愛的事物起了厭惡之心。」

這位醫生提到患者會對「長期以來珍愛的事物」感到厭惡，不過他沒有預料到，他所列出的一百二十項更年期症狀當中，有三十四項在現在看來根本不算什麼，包括「冒汗」、「嚴重便秘」、「手臂痠麻」、「反覆暈眩」、「血便」、「指甲脆裂」，還有一個神祕但又恐怖的症狀「爆膿」。

幸好蒂爾醫生有充足的醫療資源，諸如鴉片、嗎啡、顛茄，還有會用在殺蟲劑上的有毒成分醋酸鉛，這個成分被拿來當作金屬塗層，也是塗漆裡的乾燥劑。蒂爾醫師將醋酸鉛直接注射到女性生殖器內——可能不是嘗試工業用乾燥劑的最佳用處，這種「療法」

會使沒有嘗試過的女性「反覆暈眩」。

越來越多研究證實女性反覆無常的情緒與荷爾蒙間的關聯性。就如先前所說，女性比起男性，本來就多了兩倍機會經歷嚴重的憂鬱，而荷爾蒙只是提薪救火。

哈佛醫學院的喬菲醫師指出，女性會碰上三種荷爾蒙相關的情緒問題：產後憂鬱（Postpartum Depression，簡稱PPD）、經前症候群（Premenstrual Syndrome，簡稱PMS）和圍停經期憂鬱（Perimenopause Depression）。好在你不會一次就經歷這三種（可能嗎？我向耶魯醫學院的茗金醫師再次確認，但他回答：「產後憂鬱的女性不太會同時處在圍停經期，但還是有可能，如果說他捐了卵子。」）

控制經期的荷爾蒙同樣也會對血清素造成影響，血清素是一種神經傳遞物質，可以稱其為化學信使，負責在大腦裡促進開心、幸福等感覺的生成。當荷爾蒙減少時，血清素也會降低，最後反而感到煩躁，和如陸賽靜（Sandra Tsing Loh）在《大西洋月刊》裡提到的氣憤感，「讓要忍耐搔癢的灼熱皮膚十秒鐘的唯一方法，就是一邊尖叫，一邊用從容就義的姿態躍入大海。」

對某些人來說，進入更年過渡期會陷入憂鬱和焦慮的狀態，很多大型研究指出，曾被診斷有憂鬱或焦慮症的人更是如此。「過去就有憂鬱症病史的女性，在進入更年過渡期間會再陷入憂鬱。」馬基說：「我們正在研究背後的原因，現在我們知道有些女性對於壓力的生理反應與荷爾蒙失調有強烈相關。」馬基補充，如果你過去有這樣的情形，請告訴醫生。

圍停經期是一個特別容易陷入憂鬱的時期。二〇一一年的SWAN研究發現，處於圍停經期的女性有二至四倍機率更容易經歷重鬱症（Major Depressive Episode，簡稱MDE）。

因為更年期時的生理症狀是密集且蔓延全身，反而容易忽略心理症狀。但憂鬱症的風險會在圍停經期時加劇，即便是從未有憂鬱症病史的女性也可能出現。如果圍停經期或更年期期間情緒起伏不定，影響到日常生活運作，請看醫生。事實上，專家表示圍停經期女性應該要定期做憂鬱症檢測，此階段如今被視為「脆弱期」，與女性產後一樣，同樣會有憂鬱症狀不知不覺產生。

茗金醫師表示，他已經發現圍停經期憂鬱症可以用低劑量的節育用藥悅姿（Yaz）來控制。悅姿經過FDA認可，可用來治療經前不悅症（Premenstrual Dysphotic Disorder，簡稱PMDD）——這種更嚴重的經前症候群，包含了憂鬱和焦慮等症狀。

中年女性多半有許多人生要事纏身，需要照顧年邁雙親、家有任性不聽話的青少年孩子、擔憂工作、害怕健康出問題、婚姻關係、財務憂慮，有憂鬱或焦慮情形時，很難和一般的生活壓力區分。

焦慮症的典型症狀可能是擔心自己無法停止、覺得被困住、恐慌發作、心跳加速。憂鬱症則是無法避免的悲傷，或是感到深深的無助和空虛感。這會使你在突然之間，對本來感到開心的活動失去興趣，吃或睡的狀態都與以往不同，或者是提不起勁做任何事，連很小的事情都做不了。如果你幾乎每天都有這些症狀，而且持續了兩週以上，請看醫生。

記得對醫生坦白所有的心理症狀，喬菲說：「身體如果起疹子，你會想要看醫生治療吧？你的心也是一樣。」

◆◆◆

我自己是沒有什麼重大憂鬱的傾向，但情緒不穩卻是另一個問題。女兒很喜歡去玩具店Tons of Toys，我會避開架上擺滿填充娃娃的走道，因為那些玩具看起來都悲傷地充滿期待——比如燈芯絨熊（Corduroy）這個經常出現在童書裡的小熊，它每天都和其他動物玩具、洋娃娃一起耐心等候有人來帶它們回家。我無法淡定地看著這些明明單調無趣、但有著難讓人忽視的笑容的玩具，我就想把它們全都買下。

我也常會不明所以地突然暴怒，有一次我沒法順利地將褲頭的釦子扣上時，我突然對著褲子大罵「幹」！我的朋友希拉也發生過類似的事。他在人滿為患的酒窖餐廳裡排隊結帳，他兩手抱著一堆菜，突然有個手裡只拿一根香蕉的男人插隊，企圖先結帳，對方堅持說：「很快就好了。」「正常情況下，我會聳聳肩就讓他插隊，但那傢伙不尊重人的無禮態度讓我大爆炸。這個男人其實跟過去插我隊的人差不多，但是我第一次體會到何謂『暴怒』，我真的是不尋常地大失控。」

後來爆發了一場激烈的嘶吼對決，「我最後帶著自己的東西離開店裡，在鬧了一場後忿忿不平地走了。」他說：「這一點都不像我。我走了約兩個街口，腎上腺素緩下來，心跳穩定後，我對剛剛體內那股怒氣感到驚訝，這樣的更年期失控令我害怕，但有部分也讓我感到驚奇。」

另一個向來淡定的朋友，也在丈夫留了一大堆碗盤在洗碗槽時，出現反常的暴怒。

他整人大發飆，然後戲劇性地把丈夫最愛的馬克杯往地上摔，杯子破了，當他看見丈夫沮喪的表情後，也歇斯底里地大哭。

平心而論，洗碗這件事本來對他就是導致夫妻關係緊張的事——已經到有廠商宣告要打造一台「絕對吵不起來」的家電的程度。二〇一八年刊登在美國社會學協會（American Sociological Association）期刊《Socius》的研究發現，伴侶間如何分配洗碗工作是考驗兩人關係的石蕊試驗，甚至還可能影響兩人之間的性生活。猶他大學家庭與消費研究助理教授丹・卡爾森（Dan Carlson）專門研究會共同分擔家事的低收入與中收入父母的居家習慣。他和研究同仁發現，接手大部分洗碗工作的受試女性「和回報與伴侶的關係較不融洽、對關係滿意度低的家事分工者相比，對性生活的滿意度也不高。」卡爾森寫道。沒能與伴侶分攤洗碗工作是造成不滿最主要的原因。

我決定要在和表親聚會時把更年期的情緒反應記下來，家族的每個人都已出席，在最矯情的場合下聚餐。這天，我們要慶祝父親左腳的換膝手術成功（就是讓海瑟嫉妒的那條腿）。如果我能再多點時間準備，我應該會帶個膝蓋形狀的蛋糕參加。

那是個下雨的冬天週日，我們全家人——我的父母、兩個妹妹迪娜和海瑟，一群外甥子女和我自己的孩子，全擠在海瑟家的廚房，明明就還有其他的房間可以待，但大家

我會腦霧和焦慮，情況糟到我以為自己發瘋了，

我甚至在想「我是不是得了腦瘤還是阿茲海默症。」

——英國電視主持人 達維娜·麥考爾（Davina McCall）

都這樣，可能是因為廚房裡有吃的吧。

我們圍著一碗跟莎莎醬很像的公雞嘴醬坐著，爭先恐後拿玉米片蘸食時，我問了媽媽和妹妹們關於更年期的情緒問題，並分享我對自己吃完一整罐餅乾，然後無法扣上褲頭、對褲子吼叫的事。

我丈夫湯姆一臉鐵青，把一大盆酪梨醬放在桌上，我盯住他，不打算讓他走開。我用眼神告訴他：**我們不會給任何人壓力，我們是在討論人生的階段問題！**湯姆用玉米片挖了一大口酪梨醬，不情不願地坐在椅子上。

迪娜伸手準備拿玉米片，「我不知道我有沒有情緒問題，但我在圍停經期開始時沒了工作，還準備離婚，所以這很難說。」他說：「很難把這些事分開來看，因為這段時間就是有一大堆事同時在發生。」

「關於情緒，我一度覺得不知所措。」海瑟這時開口說：「我自己也在同個時間內處理一大堆事。」他在圍停經期開始時才去當特教老師。

迪娜點頭道：「我知道自己再也無法生小孩時，確實非常難過。雖然我沒有規劃，但知道自己沒得選時，確實很令人沮喪，你懂嗎？如果我有不一樣的人生，我可能會想要更多的小孩。」

這是我第一次聽妹妹說希望有更多的孩子，我跑過去給他一個擁抱。

「你們知道嗎？」迪娜說：「也不是說真的很糟啦。這段過渡期就像個轉折點，感覺上就像是新手用的槍。在我的婚姻裡，我像是個『就這樣了，我們的女兒長大了，我剩下的時間也不多了，我不需要再應付你了』。所以我離婚了，開了間出版社，我重新和朋友出去，嘗試新事物。我發現我比想像中的更能自力更生。」

媽媽瞇起眼睛說：「我記得我的情緒確實時好時壞，多數時候都是糟的。我變得非常難相處。」他起身把酒斟滿。「那時候，你們爸爸會自己找地方待著，因為我是個難搞的瘋婆子。」

我看了父親一眼，他像是在考慮要承認或否認，但最後他選擇什麼都別說。

媽媽繼續說：「不管他做什麼事，都讓我抓狂！我那時真的是恨透你們老爸！」他用可怕的曲調哼唱著說：「恨死了、恨死了、恨死了！」

老爸是裝作自己已經被馬鈴薯沙拉給淹沒。

◆◆◆

雌激素和黃體素的減少，確實會引發一連串不同的情緒。

這些敏感又過度反應，彷彿一直處於經前症候群的感受，並非想像出來的，馬基說。「研究證實，如果追蹤一群正過渡至更年期的女性，就會有很多關於憂鬱情緒的報告。這種憂鬱並不符合臨床醫學對憂鬱的分類，但不論如何確實是影響到我們的健康。我們特別容易沮喪，對於本來喜歡的活動不再感興趣。而醫生大部分能做的就是讓這些經歷正常化，讓女性知道他們的大腦是因為雌激素不穩定而變得敏感，不論是認知能力和情緒上都是。」

與記憶問題一樣，馬基澄清大部分女性確實會在沒有嚴重心理問題的情形下順利進入更年期。「許多女性確實能順利度過，沒有任何狀況。」他說：「不過，本來就有心理疾病病史的女性就會有截然不同的經驗。」喬菲指出談話治療和認知行為療法已經證實對情緒不穩有所幫助。

我知道這些療程的費用都不便宜。如果你的保險公司不能給付，「Open Path Psychotherapy Collective」為全美心理醫師組成的非營利網路機構，以實惠的價格提供心理健康照護，最低諮商費為一次三十美元。另外還有「Psychology Today」網站，提供「尋找治療師」服務，協助使用者尋找附近的諮商師，價格由使用者制定。

有些治療師願意根據患者的負擔能力來提供平價服務。許多培育心理醫師的大專院校會為普羅大眾提供受訓中諮商師的治療服務，通常這也是一般人負擔得起的諮商費用。我曾經接受受訓畢業生的諮商，他們的專業就如同執業多年的治療師一樣。低價位的精神疾病診所也是另一個選擇。美國心理學會（American Psychoanalytic Association）有全美國提供低價諮商的診所名單。如果你是軍人，你和家人可以享用免費的YMCA會員資格，很多人都不知道，YMCA有很多分社可提供會員做心理諮商。

支援團體也是免費的服務，而且會有非常大幫助。臉書社團如Perimenopause WTF?!，其社團成員超過一萬一千名（簡直就是圍停經期姐妹會），提供大量的共感和「我也經歷過」建議。不論你有過怎樣瘋狂的經歷，肯定也有人經歷過類似的，看到評論區有人寫「女孩，我也是」時真的會感到無比欣慰（**我曾經無端端哭一整天，但明明就沒有什麼事；我突然想不起我家狗狗的名字了；我的腦袋好像裝滿石頭，只有一點點縫隙可以讓我放其他東西。**）

最後，請記得，就如本書不斷重複提到的，更年期失眠對憂鬱和情緒不穩有直接的影響。儘管NAMS認同更年期荷爾蒙療法可以治療熱潮紅和睡眠障礙（可能對記憶和集中力有正面效果），但不論年齡為何，都不能以更年期荷爾蒙療法來預防或治療認知功能衰退。

「如果會夜間熱潮紅的患者有睡眠問題，我們會去觀察他的情緒狀況，」喬菲說，他強調「非常重要的是」維持睡眠品質也是穩定情緒的一大關鍵。「我們不認為睡眠是首要之事，因為睡眠管理該當有彈性的，但這是相對於『不，我需要把睡眠放第一位，因為這是我的健康』。」（有些證實能舒緩更年期生理症狀的抗憂鬱用藥可能也有幫助）。

每一位我採訪過的專家都提到要以平常心來保持心理健康：健康飲食、規律運動，試著把壓力降到最低。

到此為止，我們都知道運動對於心理健康有所助益。有篇針對二十五份隨機臨床試驗的後設分析總結指出，運動對於被診斷有重度憂鬱的患者來說，有非常強大的抗憂鬱效果。

但事實上要保持規律的運動並不容易。在我看完凱莉．麥可高尼戈爾（Kelly McGonigal）博士的《史丹佛大學的情緒修復運動課》（*The Joy of Movement*）一書後，我把運動想成是「活動」，牢牢地記在心上，這樣確實有使我的運動計畫好一點。這位史丹佛大學講師想傳遞的訊息是，身體活動能帶來快樂。他說想想每次你起身，有目的的活動筋骨，這是快樂的勝利感。「我們的身體本來就是設計成要以運動來鼓勵我們，如果你願意動起來，大腦就會產生愉悅感。」他寫道。

麥可高尼戈爾建議別把運動想成是一定要燃燒熱量、達到健身目標之類的嚴苛消遣。他反而建議先從簡單的問題開始：什麼運動會讓你快樂？你小時候喜歡做哪種運動？如果純粹為了樂趣，在沒有產能的情況下你願意做哪種的運動？他還問，你可以把運動和其他會讓你快樂的事物相比嗎？這是最古老也是最有用的激將法之一——把不想要做的事和樂意去做的事相比，藉此提高熱忱。

這個方法稱為「誘惑捆綁法（Temptation Bundling）」首見於二〇一四年一篇刊登在期刊《管理科學》（*Management Science*）上的研究。它是指把想要（wants）和應該要（should）相比，例如滑社群、看些煽情的實境秀，和處理稅務這種「會有長期利益，但需要非常專注的意志力」。該篇研究裡，在健身房運動時聽著iPod有聲書的受試者，比起沒有iPod的人多做了百分之五十一的運動。這種方法大大鼓舞了受試者，甚至在研究結束後，有五分之三的受試者表示願意花錢購買這種僅適合在健身房聽的有聲書。

你可以打電話給非常友好但已許久沒連絡的朋友，在散步時跟對方通話聊天嗎？如果音樂能鼓舞你，或許你可以一邊散步一邊收聽Spotify上的「週五新音樂（New Music

Friday）」播放清單（二〇二二年《更年期》裡有篇研究發現，更年期女性以聽音樂當作治療，確實對憂鬱症狀「有非常大的緩解」）。

我也仿效這個研究，允許自己在一個鐘頭的快走時聽最愛的犯罪寫實Podcasts。結果，每一集都停在最吊人胃口的情節上，我也因此迫不及待想要出門快走，只為了要知道凶手是不是恐怖的鄰居，還是表面斯文卻疑點重重的合唱團團長。

我加入社區的YMCA，讓自己重溫從小就熱愛的游泳。我正好參加的是從小學游泳的分部。在布魯克林住了二十年後，最近為了離家人近一點，我搬回紐澤西老家，結果竟然找到距離老家只要五分鐘車程的房子，根本不可思議。有天下午，我準備去Y分部游泳運動，我隨手拿了一件雷根年代的牛仔夾克，那是我爸媽閣樓斷捨離的成果（我媽說：「我們不想死了之後，還留一堆雜物給你們三個。」）

我在車裡打開收音機，播的正好是「轟！」合唱團（Wham!）的歌（他們的歌首首經典，這是我在老歌電台意識到的事）。我穿著舊夾克，跟著喬治．麥可的歌聲忘情唱和著，開車經過我小時候打工的漢堡王（地板不僅油膩還掉有一大堆芝麻，當時的經理甚至打趣要我們乾脆穿溜冰鞋工作），還有因為舞會前頭髮塌下來所以光顧的美髮店。

除了游泳之外，如果之後我還能上YMCA的爵士律動課程，那我八〇年代的時光旅你的荷爾蒙失調，不再確定自己到底是誰、該是什麼樣子；

我自己基本上就是精神崩潰。

我只能輕聲細語、吃不下、走路速度緩慢，

只能聽非常溫和、抒情的音樂，

那時候的我真的非常、非常、非常脆弱。

——美國影星 珍・芳達（Jane Fonda）

行就完整了。

麥可高尼戈爾還寫了幾個靠運動能使心情變好的科學方法，就是往戶外走動、隨著音樂舞動、看表演或比賽來活動筋骨，或是和其他人一起動。我們全家人都喜歡一個住在馬尼拉的YouTube健身教練奇尤尼・塔馬悠（Keoni Tamayo），他與總是面帶微笑的母親一起做低衝擊運動，過程中他收養的流浪貓還會亂入闖進房間張望。

如果你讀完本章感到腦霧要發作了，我可以再向你重複一次，這些只是暫時的。「資料顯示這些情緒變化會在更年期後緩和下來。」喬菲說。如果你有使用抗憂鬱藥物或其他方法來緩解症狀，他也提醒這不會是永久常態。

如果有治療需要，請尋求幫助。如果覺得很難熬，請允許自己尋求支援。提醒你，對更年期保持沉默的日子已經結束了。

第 8 章

乾妹妹的獨白

性愛時不該疼痛，坐著、走路時也不該……

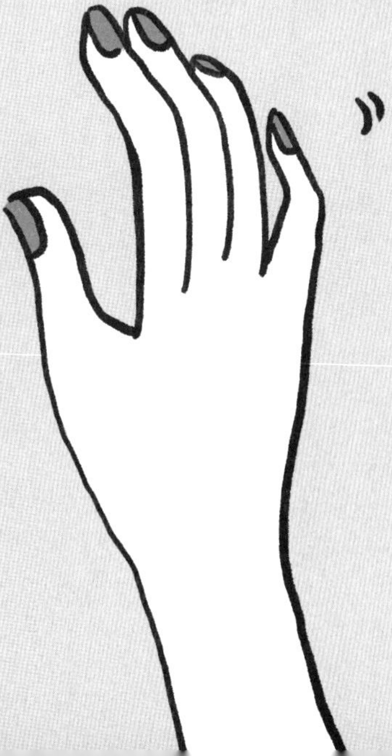

「這就是我之所以超不爽的原因！」瑪麗亞．烏洛可（Maria Uloko）說。烏洛可是加州聖地牙哥大學醫學院泌尿系的助理教授，他也是專精女性性功能障礙和更年期的泌尿科學家。他跟我提到有患者罹患了原本稱為「外陰道萎縮」的病症。二〇一四年時，這個病症被改成較不難聽的GSM，聽起來活像是跑車的名字，但其實只是更年期泌尿生殖症候群（Genitourinary Symptoms of Menopause）的縮寫。

GSM折磨了估計百分之五十至七十的更年期結束女性，變成慢性病症，影響外陰部、陰道和尿道，對生活品質帶來巨大影響。烏洛可的患者是一名六十多歲的鋼琴家兼作曲家，「他來找我們治療之前，一直處於如坐針氈、又痛又癢的狀態。」烏洛可說。「那時他唯一的願望，就是舒服地坐著，因為這個症狀讓他痛苦了二十年。」

因為「逆轉青春期」會讓雌激素從身體流失，皮膚會明顯變得沒有彈性、乾燥、敏感，陰道、外陰部和尿道的組織也是。雌激素會幫助這些肌肉組織維持充血、濕潤和彈性。因此，不只是性愛會讓這個部位疼痛、變脆弱，穿牛仔褲、走路或是如廁用衛生紙擦拭、坐下，這些動作都會痛。

「我走進辦公室時，很多患者都是站著的，因為他們已經痛到無法坐下。」聖路易市華盛頓大學的瑪克芭．威廉姆斯醫師說：「有的患者還無法穿內褲。」

GSM症狀非常多：陰部乾燥、搔癢或灼熱、分泌物變多，還有骨盆疼痛。少了雌激素，尿道壁也會變得更脆弱、更薄，抗菌的防禦力減弱，增加尿道感染的風險。陰部和腎臟乾涸時，耶魯大學醫學院的茗金醫生說：「陰部就會有更可怕的病菌，腎臟壁也更容易被侵入，這也是為什麼有些女人會在更年期時才碰上第一次的泌尿道感染。」

根據二〇二〇年在醫學期刊《Cureus》對於GSM的綜述，這些症狀「很難同時一次解決，而就多數案例來看，如果不處理就會惡化。」但許多女性並不知道，GSM其實可以治癒。二〇一〇年的國際調查問卷《更年期女性之聲》（*Women's Voices in the Menopause*）裡，超過一半的美國受試者就不知道，有藥膏可以改善陰部不適，而且這些不適其實都與更年期有關。該篇研究證實「時至今日，儘管GSM已非常普遍，但這病症還是常常未被診斷，因為大多數女性都害羞不敢求助醫生，或是女性普遍會認為這是自然老化的正常狀況」。

GSM對於尿道的影響包括失禁和頻尿。比起男性，女性也更常有漏尿的情形，根據NAMS的《更年期指導手冊》（*Menopause Guidebook*），這可能是因為女性的尿道比較短——進入更年期時會更短。

我開始進入更年期時，尿道似乎縮短了一公釐吧（當然我沒有真的去量啦）。

◆◆◆

但女人永遠忘不了自己第一次漏尿的時候。

大約兩年前，我開始執著於去哪裡都要離廁所很近，每次外出我都會擔憂得四處找廁所，就像以前女兒還是幼兒時期那樣。只要我一感覺到有尿意，就得立刻跑向廁所，否則就會漏在褲子上。慢慢地，我對住家附近二十哩內的加油站、藥局和超市的骯髒廁所瞭若指掌。我還有不少次是直接停靠在高速公路路肩，跑進樹叢就地解決。

一個溫暖的春日，我才剛從Stop & Shop返家。我真應該在那賣場搞個臨時住所，因為我不是在Stop & Shop購物，就是準備去Stop & Shop購物的路上。當時我抱著一大袋採買的物品，從錢包裡掏鑰匙的同時在家門口「跳舞」，我實在是太想上廁所了，但偏偏找不到鑰匙！

我驚慌地左右張望，深怕有鄰居看到我，該死的鑰匙到底在哪！突然一股暖熱的液體沿著我的大腿內側流了下來。終於開了門後，我馬上進浴室沖澡，再拿水管沖洗家門前的地板，這件事我沒有告訴任何人。

如果你和我一樣，發現自己經常要跑廁所，那你大可以放心——我們都在同艘船上。研究證實，超過二分之一的後更年期女性都為尿失禁所苦。

GSM也會影響你的性生活。變薄的陰部組織會在性愛過程中撕裂、流血，所以可以理解為何更年期女性會性趣缺缺。任何插入都會令人感覺像是玻璃碎片扎進陰道，無法引起絲毫的性慾，此外陰道分泌物也會減少，無法有效潤滑。

烏洛可醫師的專長就是治療所謂生殖器—骨盆腔疼痛／陰道侵入障礙（Genito-pelvicpain / Penetration Disorder），英文縮寫是非常拗口的GPPPD（是要有幾個P？）他與共筆作者瑞秋．魯賓醫師在二〇二一年發表了一篇《北美泌尿科臨床醫學》（*Urologic Clinic of North America*）的研究，GPPPD的定義是指至少有六個月在侵入性性愛時外陰道或骨盆痛、對於侵入可能的疼痛而感到恐慌害怕，還有明顯在侵入時感到骨盆腔肌肉收縮、緊張。他們提到這種疼痛會意外出現，使女性的生活品質降低，破壞他們的自尊心，導致「對性愛的恐懼、高度警戒或是完全逃避」。

我知道高度警戒是什麼感覺。在我開始會漏尿後，每次做愛都會疼痛不已，感覺像是直接在我體內做去角質一樣。

但那時我還不知道有GPPD這東西，我反而以為是念珠菌感染，因為陰部非常刺癢，所以我只是去藥局購買Monistat 3藥膏。

一週後，我們又嘗試做愛，還是痛到不行，而且更痛了。而我的害怕和一臉厭惡的表情，對湯姆來說當然讓他沒了慾望。

隨著我們性行為次數的減少，我竟天真地以為過幾個月那疼痛感就會自行緩解。沒有，完全沒有！我開始會迴避湯姆的碰觸，我比他早上床睡覺，有時聽到他上樓的聲音，我會馬上關燈、把書塞進床下，假裝睡著。我甚至還會裝出彷彿睡著但尚未熟睡的呼吸聲。

高潮變成很遙遠的記憶，這個很讓人討厭但也是很常見的狀況。「曾經有位患者告訴我，高潮從他的人生消失了，」喬治城大學的瑞秋．魯賓醫師說：「他說『以前我高潮時可以感受到五顏六色，但現在完全失去那感覺了。』而我回答他：如果我高潮時可以感受到五顏六色而如今已不復再，我也會急著看醫生。」

二〇一三年GPPD出現在醫師使用的「精神疾病診斷與統計」（Diagnostic and

人們都誤認女性「更年期」後就不再性感。

用能否生育來給我們下有效期限，這並不公平。

我們不該以此來定義自己是否為女人。

長久以來，女性的美麗全看是否年輕，

我只覺得「誰管那該死的東西。」

——美國女演員 莎瑪・海耶克（Salma Hayek）

Statistical Manual of Mental Disorders或稱DSM-5）上，在此之前這個病症都不被認為是種障礙。但大部分的人仍不知道什麼是GPPPD，更不用說它還能被治療——就如烏洛可和魯賓所寫，對許多感到罪惡感和羞恥的人來說，這依舊是個禁忌話題。

「GPPD非常難受，而且真的會使生活品質變差。」烏洛可說，「當你每次想做愛時，你就會想到疼痛，這會影響本來想要擁有健康性生活的人。最後你的伴侶感到沮喪，而你也很失望。」

北美更年期學會指出，有高達百分之四十五的後更年期女性都覺得性行為疼痛不適。這數據非常高，但如果在就診時確實向醫生提出這個問題，烏洛可說：「這多半會成為醫療上的煤氣燈現象⑱。明明就十分常見，但女性會被告知『痛很正常啊、就是會痛啊！去喝杯紅酒吧！』這是錯誤的概念，反而還真的怪罪在女性身上。」

這也是為什麼烏洛可會如此激動。「這樣的觀點需要改變！」他說：「這正是女性經歷的惡性循環——資訊提供者沒有充足的教育訓練，而患者缺少照護和相關知識的管道。太多人不知道自己的身體發生了什麼事。我想讓所有的患者成為倡議者，我告訴他們：『這醫療系統已經失敗了，你們應該要生氣，我們所有人都應該要憤怒。』」

◆◆◆

有一個強制性的理由足以讓你拋開GSM很丟臉的想法，而願意去看醫生：沒有治療，外陰部的問題會一直存在，這是耶魯大學茗金醫生說的。「許多女性感到驚訝——因為陰部乾燥可能會隨時間而惡化。」到那時候，他們可能還想不到這是GSM，茗金補充：「更年期結束的兩年或多年後，病症變得更差，他們就會說：『喔，糟糕，我已經沒有更年期了，肯定是出了別的狀況。』然後就會胡思亂想。」

在我和這些醫生聊過後，我發現自己完全符合所有的GSM症狀，幸運的是有研究證實百分之九十的後更年期女性，在臨床上可以被醫生發現是否有GSM。

GSM診療的第一防線，也是我最後決定要使用的療法，就是陰道雌激素療法。針

⑱ 一種心理操縱模式，是指一個人或團體以某種方式讓受害人懷疑自己的記憶力、感知力或判斷力，導致受害者產生認知失調或不再相信自己。

對陰道使用荷爾蒙療法的概念讓很多女性大感訝異，這部分我在後續章節會談，但陰部雌激素與口服荷爾蒙療法有兩大不同。

第一個不同，陰部雌激素是局部使用，形式有錠劑、乳膏和塞劑。最初兩週是要每天在陰部放入豆子大小的劑量，之後只要一週幾次即可。

第二個不同是這裡面的雌激素劑量非常低。事實上，研究證實被吸收進血流量的這類陰部雌激素份量非常少，所以血中的雌激素仍然與沒使用陰部雌激素的後更年期女性相當。

二〇一八年根據「女性健康促進計劃」（Women's Health Initiative）的分析數據，追蹤了約十萬名使用陰部雌激素藥膏或錠劑的女性，發現使用陰部雌激素的女性，他們罹患子宮內膜癌、侵入性乳癌和深部靜脈栓塞的機率與未使用者相當（但使用陰部雌激素者罹患心血管疾病的機率較低）。二〇二〇年一份研究指出，陰部雌激素「或許對於婦科癌症生存者來說很安全」。二〇一四年，一篇針對四十四份研究的回顧提到，陰部雌激素可以治療所有GSM的主要症狀，包括陰部乾燥、尿失禁和插入疼痛。

低劑量的陰部雌激素也被證實可以降低泌尿道感染（Urinary Tract Infection，簡稱UTI）反覆發生的風險，因為雌激素能修復陰部的正常細菌環境和酸鹼度，限制壞菌的滋長。二〇二一年發表在《女性骨盆醫學和重建手術》（*Female Pelvic Medicine & Reconstructive Surgery*）期刊的研究就發現，陰部雌激素能有效抑制後更年期女性反覆發生UTI，其中有百分之六十八的人根本不需要其他治療。

但是有許多女性無法想像「陰道雌激素療法」，連我也是，直至我讀到許多重權威機構和醫療學會，包括NAMS和美國婦產科醫師學會（簡稱ACOG）都支持乳癌生存者使用陰部雌激素，等於宣告了陰部雌激素安全無虞。

「正如當前研究所證實，陰部雌激素安全且有效，可以治療因更年期造成的陰部不適，也能有效降低與荷爾蒙療法相關的癌症和心血管疾病風險。」全美國婦女健康網路在其網站上表明。魯賓也附議：「沒有任何數據與資料，指出有癌症與陰部雌激素相關。」

我跟魯賓醫生提到那次我在前門找不到鑰匙然後尿失禁的事，「我的老天，如果你有使用陰部雌激素就會好很多。」他說。「這太瘋狂了！」我說我根本不知道陰部雌激素可以解決尿失禁問題。「是啊，不過局部荷爾蒙至少要兩至三個月才會開始作用，我們不能往一株瀕臨垂死邊緣的植物澆水，就要它馬上恢復生長，對吧？」

我被說服了。

後來，我去找婦產科醫生做了徹底檢查，他開了陰部雌二醇給我，這種藥已經被使用了數十年（我的婦產科醫師不希望我公開他的名字，所以我尊重他）。

我從藥局買了藥膏回家後，包裝上的各種說明著實嚇到我了，上頭文字警告**使用者會有婦科癌症**、**心血管功能不全**、**乳癌和極可能造成失智的風險**。極可能失智？

這個「黑盒子」的警語是FDA針對任何含有雌激素的藥物指示而加上的，「確實會嚇壞患者。」科羅拉多大學醫學院婦產科系教授桑托羅醫師表示。他是提出這些風險尚未證實的眾多女性健康專家之一。桑托羅還有許多醫師，連同各種官方組織如NAMS，都曾建議FDA刪掉那些在局部雌激素處方藥上的可怕字眼，但是截至目前FDA都拒絕。

經過我三個月的勤奮使用，我彷彿換了一個全新的陰道。性愛時幾乎不再感覺到痛（當然還是要加上大量潤滑劑）；再也不用急著跑廁所了；原本一個晚上會醒來上廁所三到四次，已減少到只剩一次；我也不覺得廁所衛生紙是砂紙。唯一的副作用是胸部疼痛，我在圍停經期也會胸痛，但進入更年期後就消失了，現在又恢復了，不過我的婦產科醫師說之後就會減輕。現在確實是緩解了。

最大的缺點就是我得持續使用，一旦我停止使用，這些症狀就會復發。西北大學的蘿倫．史特萊徹醫師表示，另一個使用陰部雌激素療法要牢記的重點是，雖然這個療法可以幫助陰部組織，但其肌肉部分仍可能維持原狀。「有女性回報即使他們努力使用陰部雌激素，但做愛時依舊疼痛，最後便放棄性愛。他們認為這藥沒有用，所以就不用了——可是這個藥物是作用在組織，不是肌肉。通常在進行性行為時，包括陰部口周遭肌肉的骨盆肌肉，都不是自主收縮，這在醫學上稱為『陰道痙攣症』。你的陰部不是笨蛋，如果性行為真的會痛到不行，那它就會跟大腦說：『別來。』」

如果你的狀況正是如此，史特萊徹表示除了針對組織使用局部陰部雌激素，還可以用陰道擴張器或是骨盆物理治療來治療肌肉。（史特萊徹說如果你想要達到性高潮，可以將陰部雌激素直接擦在陰蒂上，或許能幫該部位充血、達到高潮。）

茗金指出，GSM也可以用系統性荷爾蒙來治療，像是貼片或藥錠。不過，約有百分之二十的人仍需要陰部雌激素來加強。

至於那些無法使用陰部雌激素的人，或是不想用的人，還是有其他選項。

FDA認可的GSM口服藥物是「Ospemifene」（品牌名稱為奧培米芬）。Ospemifene是一種選擇性雌激素受體調節器（Selective Estrogen Receptor Modulator，簡稱SERM），此等級藥物會結合人體內的雌激素受體，仿效出雌激素的效果。一天口服一顆，原本是用來改善骨骼疏鬆，此藥物證實能在三個月內強化陰道組織。

脫氫表雄酮（dehydroepiandrosterone，簡稱為DHEA）是一種在血流中能變成雌激素的荷爾蒙。經FDA認可能夠治療GSM導致的性愛疼痛和陰部乾燥。此藥也稱為脫氫表雄酮激素（prasterone），為陰部塞劑，需要每天使用。

雷射療法是使用雷射和可產能的裝置來促進陰部組織修復，效果十分明顯，但目前還未得到FDA認同是否對GSM有用，需要更多研究。

NAMS的《更年期指南手冊》指出，若基本的治療方法都失敗，也可以將肉毒桿菌（Botox）「注射至腎臟壁來降低失禁」。

還有其他更便宜的選項，自慰不僅能刺激充血和天然潤滑，也能讓陰部組織更有彈性。ACOG就建議性愛疼痛可以用自慰來治療，自愛也是種自我照護！

目前有不少引導性的自慰應用程式，例如由兩位女性共同開發的Ferly，就有自我撫摸的引導語音。這款以科學為本的應用程式特別適合有性愛問題的使用者，不論是冷感或是無法投入、打從身心覺得性愛只是疼痛、難以高潮的人都適用。

密西根州知名的婦產科與更年期專家芭博・德普芮醫師（Dr. Barb DePree）就建議更年期患者要使用震動按摩器。「要預防外陰部功能喪失的最佳治療方式之一就是性愛，不論是靠伴侶或是自己來。」他還補充表示，要達到最大的健康助益，應該要把震動按摩器放入陰道，「插入式性行為的動作可以刺激陰部充血，改善潤滑，維持肌肉活力。」

至於高潮，德普芮醫師指出有益中年女性的健康。「性高潮就是骨盆肌肉收縮，這動作對於骨盆維持氣力和健康非常有幫助。這也被證實可以提升免疫力、減緩慢性疼痛，改善睡眠和情緒。」

陰道乾燥的問題，可以嘗試陰部保濕品和陰部潤滑劑。紐約市的婦產科醫師凱蜜拉．菲利普斯表示這兩種產品完全不一樣。陰部保濕品是設計用來取代陰部自然的分泌物，一定要每天使用才能協助刺激和鎖住陰部水分，讓組織多點彈性，不對日常刺激過度敏感。

陰部保濕品通常含有保住大量水分的分子。茗金醫師建議在藥局就能買到的Replens凝膠；菲利普斯醫師建議的是陰部栓劑Revaree，這款栓劑含有人體本來就有的玻尿酸。就如第6章曾說，每一種玻尿酸分子可以吸收、保住比其重量多一千倍的水分，所以能夠有效潤濕脆弱的陰部組織（岔題一下：我們在臉書上看不到這類廣告，因為臉書將其歸類為「成人」產品，儘管幫助男性重振雄風的產品在臉書上屢見不鮮）。

如果要更天然的潤滑產品，菲利普斯推薦椰子油或橄欖油等油品。「如果這些油品對你不會太過刺激，這是很多人常用的選項，也非常有效。」

陰部潤滑劑的基本成分是水，另外含有多餘的矽膠、油或甘油。「潤滑劑是用來減緩摩擦，性交或慢跑時特別容易有這問題，你可以直接用在陰部上，讓這種刺激更舒適一些。」

茗金醫師指出人體最細緻的肌膚組織就是外陰部，所以要避免使用任何含有香料的產品。「如果你是第一次購買，千萬別貪便宜買那種超大容量的，因為你很可能會身體過敏，最後就浪費錢了。」

菲利普斯也常建議更年期患者使用益生乳酸桿菌（probiotic with lactobacillus）。二〇一六年一份在醫學期刊《Maturitas》關於更年期陰部菌叢的研究就指出，儘管還需要更多益生菌的研究，但這些菌已被證實非常有助於緩解更年期症狀，如陰部乾燥。陰部擴張劑或陰部訓練器則是有各種尺寸的管狀裝置，有時候還可以選顏色。這類裝置是用塑膠或軟矽膠製成，可以輕輕放入，擴張陰道。史特萊徹表示這種裝置確實是有療效，其目的有二：讓陰道適應異物、消除骨盆肌肉對性愛疼痛的防禦記憶。他說從小尺寸開始，慢慢使用到大尺寸的擴張器，陰部組織和骨盆肌肉會「學習」去適應異物感，不會產生疼痛反應。

「只要使用陰道擴張器來訓練陰道，可以幫助充血、提升彈性，進而提升滋潤度。」耶魯大學醫學系的露伯娜．帕爾醫師補充。「多數人只專注在臉蛋和手，那陰道呢？」

至於尿失禁，凱格爾運動或是收縮、放鬆骨盆底肌肉就有幫助。你在馬桶上上廁所時就可以收緊骨盆底肌肉，停止排尿——這就是凱格爾運動會訓練到的肌肉部位。你也可以把手指放入陰道，再縮緊肌肉，當你覺得手指被「提高」時，那位置就是骨盆底肌肉（茗金醫生的叮嚀：**把骨盆底想成電梯，現在電梯往上**）。

提高骨盆底肌肉，堅持三秒之後放鬆。反覆這樣收緊／放鬆的訓練做十次。試著每天做三十至四十次的凱格爾運動，你也可以在公共場合做，比如在銀行排隊、開車等紅燈時。放心，不會有人發現的。

既然談到了頻尿，茗金醫生對那些「以為尿完了，結果沒兩分鐘又要跑廁所」的女性（我就是這樣）提供了另一種有用的練習。練習泌尿科專家說的「重複排尿」，「尿完後等幾分鐘，滑一下手機之類，然後再尿一次，才起身離開，養成習慣。」茗金醫師這樣說。

至於漏尿，你可能會偏好使用大片護墊而非失禁用尿片。「在我們開始搜集研究數據時，發現有很多人這樣做。」Honey Pot公司創辦人貝翠絲．狄克森表示。但根據非營利組織美國國家控尿協會（National Association for Continence，他們最讓人印象深刻的廣告標語是：**不漏尿人生會更好！**）表示，失禁尿片比衛生護墊能吸收更多的液體，因為尿液偏酸，所以它們針對皮膚的防護也比較好。

「每個人都會失禁，」狄克森用了我也想學會的直白口吻，「我們想要幫助所有歷經陰道之旅的人——好啦，尿道之旅也行。」

和親密伴侶坦白自己身體的狀況，可能不是件舒服的事，但是假裝性愛很舒服，忍受猶如玻璃碎片刮著自己的陰道內壁，這樣的做法會更不舒服！

「你正經歷著生理變化，你的身體不再像更年期之前那樣，」喬治城的魯賓醫師說：「這就是生物學、生理學。」

◆◆◆

如果你對性事感到害羞，甚至是排斥、不想繼續下去，你的伴侶即使不說也可能早就感覺到了。沒有解釋情形下，他們可能會因此受傷、憤怒或是認定你們之間的關係出了問題。

跟你的伴侶談談，讓他知道你的身體發生了什麼事，他可以如何幫助你度過這難關。給一個對你們有幫助、可以一起進步的計畫。「在我跟患者提到這和生物學有關時，他們的伴侶會說：『我還想說是我瘋了，還是他不愛我了。』」魯賓說。「溝通太重要了，那種以為伴侶間就該什麼都明瞭、心照不宣的想法實在是太瘋狂了。」

重要的是，這點真的很重要，如果有GSM問題，請向醫生求助。陰部搔癢和漏尿在更年期時可能「很正常」，但這不代表它是舒適、需要忍受的。為什麼你不能穿褲子（除非是像MC哈默那樣的低襠長褲，褲襠至少離發炎的陰部一呎遠）？為什麼你得探頭探腦，確保健身房裡沒有人在看你，才能偷抓因為運動服摩擦而癢熱難耐的陰部？為什麼你不想和伴侶有過多肢體接觸，因為可能最後得去滾床單解決，明明你以前也很享受啊？為何你要無奈地把一條沾滿尿液的內褲丟進髒衣籃裡？

「如果身體有地方疼痛，就應該要好好照護它。」菲利普斯說。「如果你牙疼，你一定會去處理它。我們要去面對正視陰部搔癢的問題，它是你身體的一部分啊！它有自己的功能，當這部位開始失能，造成不適，就應該去治療。」

這些是會嚴重影響生活品質的醫療問題。魯賓醫師表示，他對於人們用不同眼光看待女性性健康和男性性健康感到訝異。「身為泌尿科專家，我接受的教育是要對生活品質嚴正以待。」他說。「當男人為了改善性功能或排尿問題，或任何與生活品質有關的問題而看醫生時，可沒有人會投以異樣的眼光。」

但女性面臨的可不是這樣，他繼續說：「我們未能主導自己的生活品質。我們總是談論如何降低風險——這是不是對你不好、會不會有罹癌風險、會不會傷害到寶寶？我們很少關心女性的生活品質。我們甚至沒有適當的詞語來描述這狀況，這實在太瘋狂了。」

所以烏洛可和魯賓都說，允許自己去向專業人士求助吧。「認為婦產科醫師有責任處理一切的概念，其實也是厭女（misogyny）的表現。」魯賓表示，「總之我們就是想揭開現有醫學領域裡所有婦女健康相關的現況，但要婦產科醫師在接生、癌症手術、做子宮頸抹片、乳房X光攝影等事之外，還要身兼更年期專家，這樣真的是很糟糕，也不可行。畢竟也很少有專業醫生能處理好所有的男性健康問題！這種人完全不存在！」

找專業人士解決問題要花錢，可能也無法保險給付，但魯賓指出，比起女性浪費所有時間和共付額在無謂的問診上，加上「某些人給的爛建議」，這筆錢是值得花的。

「並不是說我有魔法，可以給出患者不知道的新處方或療法。我能改的是專門為患者調整個人經驗的一大堆時間、教育知識和治療。這就是魔法，這正是很難找到的東西。」

去找烏洛可的患者通常都已經身心疲乏且絕望至極。他會詳細研究患者的病史，仔細做檢驗、跑實驗。「我的有非常高治癒率，」烏洛可說：「這需要很多的鑽研、教育和倡導，還要讓患者知道『發生在你身上的是不正常的，我們會治好它，雖然無法一蹴可幾，也需要團隊共同討論，但我們會治好的』。」

當患者在數月之後再找魯賓，他們會說：我的老天！我可以穿上內褲了。「底線就是你應該穿上內褲，」他說：「這是重要的日常。」

性慾低下或許不是生理問題，而是心理問題，但也可能兩者都有。不論是有伴侶或是自己來的性愛，本來曾經給你歡悅，如今卻在進入更年期後完全失去樂趣，洛杉磯心理學家、性治療師兼人生指導荷普・艾許比醫師（Dr. Hope Ashby）表示就要注意了。

「女性都會知道哪裡不對勁，」艾許比補充。他列出一些警示：「你可能習慣自慰，現在你不再這麼做了，或是你本來與伴侶會定期做愛，但現在沒有了。」他說：「談到性高潮的品質，可能已經不再像煙火綻放那般美好——這或許就是證據，證實你不再有性生活。或是當你原本看到像是伊卓瑞斯・艾巴（Idris Elba）、克里斯・漢斯沃斯或是珍妮佛・洛佩茲的節目時本來會有興奮的感覺，但現在都沒了。」

如果你正哀悼性愛不再，看了伊卓瑞斯・艾巴也不再高潮而沮喪的話，你一定要找回健康的性生活。

「承認這樣的變化，然後正面迎擊。」艾許比醫師指示。他建議不要只是找婦產科，更要是女性性健康專家的供應者，他們可以幫助你找出性慾變低的各種原因（醫學面向、社會方面、心理層面和文化因素）。

他繼續表示，專家可以問出婦產科醫師問不到的問題，像是：性高潮品質有改變嗎？你還享受性愛嗎？過程中夠濕潤嗎？提到性愛是否感到焦慮？是否檢查過睪固酮指數？如果需要的時間變得比以往久，伴侶是否願意陪伴你、讓你享受高潮？

「這是人生裡真正可以性愛自由的時刻，」艾許比指出：「你不用擔心會不會懷孕或是生理期來壞了興致，又或是還要花錢買棉條、衛生棉。」

當我開始使用陰部雌激素時，我遵從魯賓的建議，在某次跟湯姆一起午後散步時開了這話題，我解釋我身體裡的雌激素正慢慢離開，使我開始出現生理變化。

「不知道你有沒有發現，你抱我的時候我身體會很僵硬，不是我不在乎你了，只是最近我很怕光是擁抱就會變得……」我跟他說。

「淫蕩嗎？」他問。

「對。我的陰道少了雌激素而變得很脆弱，每次我們做完就會流血。」

他點頭。「所以你才會經常裝睡嗎？」

「你知道啊？」

他大笑出聲。「我當然知道好嗎？你演得超爛的。我只是想說你不想再和我做愛了，我是說這麼多年了，性生活當然有好有壞。」

「但你覺得會永遠都這麼糟糕嗎？」

他搖頭。「我不知道，又不是說你經歷過一次就沒了。除非你有問人了，不然不會知道怎樣是正常、什麼樣是不正常，而且這種事我不可能去和人討論。」

我想到魯賓醫師曾說要直白坦率。我告訴他我正在嘗試陰部雌激素，大量使用潤滑劑和保濕品，並且會試著對他坦白。「如果你能有點耐心，這樣會很好，因為雌激素治療要花兩到三個月才會作用。如果你覺得沮喪或感覺被我拒絕時要跟我說，我們可以試試其他種的性愛方式。」我借用魯賓醫師的話，「這不是你的問題，而是生物學，就是生理變化。」

我們繼續走著，我問他怎麼會知道我在裝睡。「因為真正睡著的你……會打呼。」

他說。

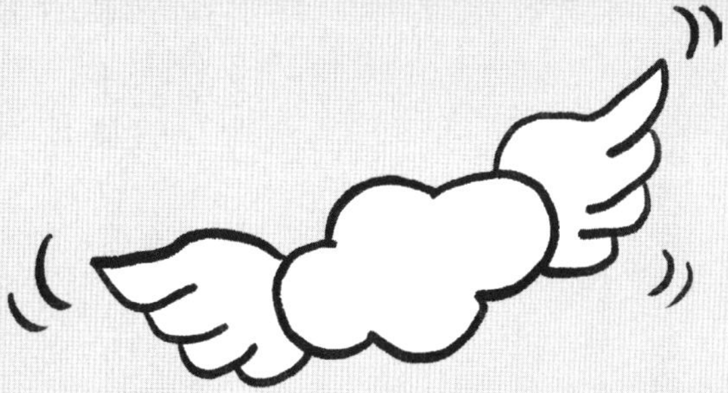

第9章

荷爾蒙療法

重啟人生的奇蹟療法？

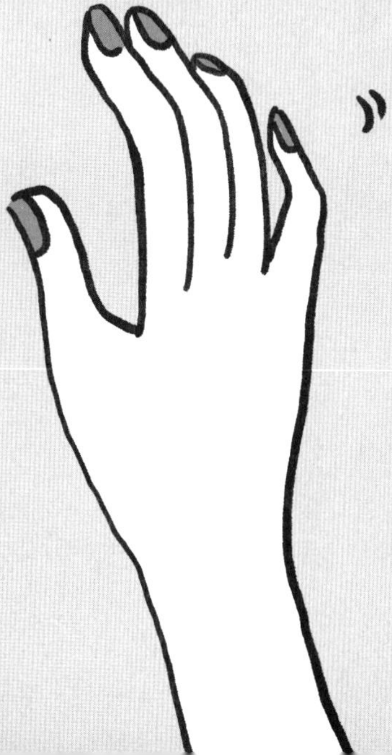

我來到婦產科醫師的診所等待做檢查，身上只穿著藍色病人袍，其他什麼都沒有。有些人進醫院會有「白袍恐懼症」，就是他們看到穿著白色醫師袍的醫生時血壓會飆高。但我反而不太會緊張，我甚至還覺得醫生的診間很能安撫我的心，因為安靜無聲，只有門外會有吵雜的人聲、真誠的海報（**了解女性生殖系統**），還有酒精的味道。

但不是每個人在這種氛圍下都能和我一樣會覺得安心。二〇二一年，一位印第安納州的婦產科醫師萊恩．斯圖華特（Ryan Stewart）在推特上宣告他正在設計西北骨盆健康中心（Midwest Center for Pelvic Health）的辦公室，他問大家要做什麼改動，才能「優化進婦產科醫師看診的經驗」。斯圖華特最後以「如果我能有任何在推特上爆紅的機會，大概就是靠這個了」為該篇貼文做結語。

他沒說錯，數千則的留言雪花般飛來。「**不要在候診室放電視，令人很有壓力又很吵。**」「**可以放些黑人女性的照片，我從來沒去過有黑人女性照片的婦產科診所。**」「**請提供尺寸合宜的病人服，不要薄得像紙做的。**」「**如果已經有實習醫生在場，就不要再問能否接受他們在場，這樣很難拒絕。**」「**別在患者全身光溜溜時討論任何照護或診斷。**」「**請準備各種尺寸的擴張器。**」「**床尾不要直接對著門口。**」

有一個人指出內診椅的腳架套其實很不錯，還可以博君一笑（他的醫生有一組腳架套，一個上面寫了「**我討厭**」，另一個寫了「**這部分**」，還有一套是寫了「**有完**」和「**沒完？**」）

每一則留言我都認同。我也覺得候診室裡的電視令人倍感壓力：報導時事的新聞只會讓等待乳房攝影結果的人更緊繃。我曾在許多檢查裡，被迫把雙腿打開、面向大門，經過的每個人都能看見我的私處。我甚至想建議拿掉那種會引起頭痛的霓虹燈。

當我雙腳放上內診椅的腳架時，我總是忍不住想說，**來吧馬兒**，或是慎重地看著四周宣告：**各位上床睡覺吧，明天一大早我們就出發**。一旦你當過班上的開心果，永遠都是開心果（我可是查特罕鎮高中八十四年度班級的「怪咖奇葩」）。

我現在人在婦產科醫師的診間，準備討論我是否適合荷爾蒙療法（目前已經不再稱為荷爾蒙替代療法，NAMS醫學董事斯蒂芬尼・佛比雍（Stephanie Faubion）向《華盛頓郵報》表示，因為其目的不是取代子宮或是毫無限制地使用荷爾蒙，而是管理更年期症狀。）

MHT是搭配雌激素用來治療熱潮紅和陰部乾燥等常見症狀——而子宮還在的女性，

加上一點可以模仿黃體素的合成荷爾蒙黃體素。（只有雌激素會刺激子宮內壁增生，增加子宮癌的風險，雌激素加上黃體素就不會。）

MHT的利與弊是非常複雜且有分歧的議題，特別是在二〇〇二年一個爆炸性新聞影響全球婦女健康後。當時的婦女健康促進計劃一如既往是大型的長期國家健康研究，針對如何協助後更年期女性預防心臟病、乳癌和骨質疏鬆的策略，發表了一些令人不安的新聞消息。

有兩份隨機選取的臨床試驗是由美國國家衛生院贊助，找來了超過兩萬七千名健康且五十歲至七十九歲的女性。該試驗的目的為MHT是否能預防骨折與心臟病。第一組是子宮還在的女性，他們被隨機安排使用雌激素加黃體素，或是安慰劑，另一組沒有子宮的女性，則被安排使用雌激素或安慰劑。

研究人員發現，研究裡使用荷爾蒙的女性比使用安慰劑的人，罹患乳癌的風險較高（百分之二十六），罹患心臟病、中風與深部靜脈栓塞的風險也高。因為這樣的風險數據，WHI宣布提早終止這研究。

恐慌旋即而起，大家都為此反應激動。「我真的不想成為二〇〇二年七月十號美國的實驗魚，就是在WHI宣告之後的隔天。」耶魯大學的茗金醫生說。「我相信，所有女性應該都在當下跑去廁所，直接把屋內的雌激素物質沖進馬桶。」

所幸，不是所有新聞都很糟。原本研究裡所有使用荷爾蒙的女性，都發現罹患糖尿病、結腸癌、骨折以及所謂全因死亡率[19]的風險降低了。

不管發生了什麼事，數月之後，使用荷爾蒙療法的人驟減一半。

◆◆◆

在半個世紀以前，使用更年期荷爾蒙療法是很普遍的事。其中一個MHT最前創的藥物，就是之前提到的普力馬林，此藥物於一九四一年問世，是從懷孕母馬尿液中萃取雌激素分子，研究人員發現該成分類似於人體內的雌激素。一直至今，此藥仍然是以同

⑲即「所有死因的死亡率」，是指一定時間內各種原因導致的總死亡人數與該人群同期平均人口數之比例。

樣方式製成，動保團體如善待動物組織（People for the Ethical Treatment of Animals，簡稱PETA）就曾抗議為了收集尿液，母馬被長時間關在狹窄籠子，非常不人道，因此有人就拒絕使用普力馬林。

MHT在羅伯特・A・威爾森（Robert A. Wilson）醫師於一九六六年的暢銷著作《永遠女性化》（*Feminine Forever*）又重新獲得推崇。威爾森在書中用了恐嚇的語言，他說更年期是「人類景象裡最悲哀」之一，他將這種生理變化描寫成「退化活物的恐怖」。若沒有荷爾蒙療法，他反諷著說，女性看起來就會像是大理石棺被撬開的圖坦卡門木乃伊。後來世人才知道，威爾森是因為收了該荷爾蒙藥廠的賄賂，才會說這番話。

一九七五年前，普力馬林是全美第五大最常被開做處方的藥物。沒過多久，MHT的名聲在報導會增加四至十四倍罹患子宮癌風險，並與雌激素療法相關後就更糟了，FDA便因此在所有雌激素產品上增加警語，提示有可能有罹癌和血栓風險。一九八〇年代，研究人員發現，降低雌激素的劑量與黃體素一起使用，可以有效減少子宮癌的風險，MHT的使用率又大幅提升。

接著，二〇〇二年WHI又再一次宣布。

自那次起，WHI的統計結果就不斷被分析研究。反對者指出研究裡有很多限制：

有了荷爾蒙的支持，

讓我有體力去做任何事，好嗎？

我甚至想去爬山。

——英國時尚教主 特里妮·伍道爾（Trinny Woodall）

WHI中開始使用荷爾蒙療法受試者的平均年齡是六十三，比更年期平均年齡還要多十二歲。

受試者們也不是在健康的高峰期接受實驗。「有五分之一的受試者年齡在七十至七十九，還有一半的人在當時或之前就是吸菸者。」茗金說。比如說，有篇針對WHI五十歲至五十九歲的受試者進行再分析的研究，就發現這些有MHT狀況的人，其心肌梗塞或心臟病的風險都減少了。

布萊根婦女醫院（Brigham & Women's Hospital）預防醫學科主任喬安・曼森（JoAnn Manson）同時也是WHI的主要調查員，他指出WHI並未將荷爾蒙療法當成管理更年期症狀（如熱潮紅）的方法予以檢視，而是看MHT能否成為可擊退特定慢性疾病的長期療法。既然研究並未支持使用MHT來預防慢性疾病，曼森在《婦女健康》（*Women's Health*）期刊中寫道，「我相信短期使用MHT可以治療中度至嚴重的熱潮紅或其他更年期早期症狀，這個資訊仍是適宜的，因為WHI確實提供了證據。」

在「單獨使用雌激素」、「雌激素加黃體素」兩種試驗中，曼森指出：「實行MHT的生活品質結果不一，血管舒張的症狀（例如熱潮紅）確實降低、改善了睡眠和關節疼痛，但卻容易使胸部腫脹。不過，對許多正經歷更年期過渡期症狀，需要尋求治療的女性來說，優勢最終會勝過風險。WHI也發現在比較年輕（非年老）的女性當中，罹患這些嚴重病症的絕對風險更低。」

還有其他研究直接檢視MHT能否治療更年期症狀，因此強化了此療法的形象，因為其被證實應用在剛進入更年期十年內或六十歲以下的健康女性會更加有效，所謂的關鍵期假說（critical window hypothesis）。

二〇一八年，一篇刊登在《全美心理學心臟與循環生理期刊》（*American Journal of Physiology Heart and Circulatory Physiology*）的研究回顧裡，作者們指出「有越來越多研究證實，後更年期MHT確實有心血管和認知方面的助益，因為是在重要的關鍵期裡開始作用，也就是『進入更年期的十年內』，而且如果是①在圍停經期就開始使用、②以滲透貼布使用（也就是說並非服用藥丸，而是用貼片的形式），則結果更好。」

NAMS對於MHT的看法，經過全世界許多醫療組織（包括全美繁殖醫學學會、南非更年期學會）的背書，認為MHT「依舊是治療更年期血管舒張和泌尿生殖器症狀最有效的方法，也被證實更能預防骨骼流失和骨折」（根據紐約州立大學水牛城分校研究，荷爾蒙療法對於牙齦退化也有效，這種事誰會知道！）

這個療法還是有疑問與風險的存在。對於六十歲以下的女性，NAMS表示，風險部分包括使用雌激素結合黃體素的療法可能有較高的乳癌風險，若雌激素沒有遭到阻抗可能會有子宮癌，還有靜脈栓塞、中風、心臟病和失智症等問題。這樣聽起來確實恐怖，但是NAMS堅守立場「在五十至五十九歲年齡女性當中，這些絕對風險相對很低」。

至於益處，NAMS的主張包括「改善血管舒張症狀、預防女性因為骨質流失而容易骨折、治療泌尿生殖器症候群，還能改善睡眠、整體健康或生活品質。」此外，根據NAMS研究，乳癌風險通常要在使用雌激素（黃體素）療法約五年後，或是僅使用雌激素約七年後才可能增加。

婦產科權威兼執業更年期醫師莎倫．馬龍（Sharon Malone）在二〇二二年《華盛頓郵報》的特刊發表了正確的風險描述：「有其他研究證實，MHT與乳癌相關的風險常低。從統計上來看，還比擔任空姐或每天晚餐喝兩杯紅酒的罹患機率還要小。」

因為如此，人們對荷爾蒙療法的看法不一，有人認為此療法是必行之事，有人覺得「荷爾蒙療法是毒藥」，也有人認為介於兩者中間。「荷爾蒙療法固然有風險存在，」杜克大學醫學中心的卡米爾．莫雷諾表示：「但我們目前也瞭解到，對合適的女性在合適的時間、合適的處方下，荷爾蒙療法會是安全有效的。」

另外，根據西北大學的蘿倫．史特萊徹所說，值得留意的還有「每一位我認識的女性更年期專家都會使用荷爾蒙療法，包括我在內，而且我們也不打算停止」。

耶魯大學的瑪麗珍・茗金認為目前正是「真正的轉折點」，他有越來越多的年輕患者對MHT抱持開放態度。「我們有一大堆四十多歲的年輕女性正經歷圍停經期症狀，他們覺得糟透了，」他說：「而且他們從未聽說過婦女健康計畫。他們睡不著，只覺得渾身發熱，皮膚開始乾燥，而他們不喜歡這樣。他們想尋求緩解，現在就需要。」

要不要使用MHT純粹是個人選擇。根據克里夫蘭中心表示，這些能幫助你做決定的眾多因素，包括年齡、家族史、個人病史以及更年期症狀的嚴重程度。你的熱潮紅只是因為煩躁嗎？還是說已經糟到讓你好幾個月都沒睡好，覺得自己要瘋了？

◆◆◆

如果你在考慮MHT，請確認你的醫生是否有做整套完整的檢驗和篩檢，包括量測血壓、糖尿病檢測以及膽固醇和乳癌篩檢。

你的個人醫病史也要完整提供，包括自己和家人的心臟病、中風、癌症、婦科癌症、血栓、肝臟疾病和骨骼疏鬆病史。

在你看醫生之前，先和親戚們聊一下，包括二等親：祖父母、表姊妹、姨婆／姑婆，是否曾被診斷過患有乳癌。如果可以，問問他們是在幾歲時確診的，使用了哪些療法（如我之前提過，NAMS有個免費應用程式MenoPro，可以幫助你找出適合的風險檔案）。後續，你就能夠和醫生討論利弊。

MHT是所謂的系統療法，也就是將荷爾蒙放入血流中，好讓荷爾蒙能流遍全身。MHT使用的荷爾蒙數量和效力可以用藥錠或貼片形式，也就是貼在皮膚上。ACOG網站主張，比起口服MHT療法，滲透貼片的療法是透過貼布、凝膠、陰部環狀物或是噴霧的形式與中風、血栓和腎臟疾病風險降低有關。

這裡要快速提醒：如果你使用的是噴霧，通常會噴在前臂上，不要在壁爐或兒童面前使用，因為局部穿皮噴霧劑Evamist是以酒精為底，所以易燃。「**至噴霧乾掉以前，請避免接觸火焰、火苗或吸菸。**」這是上頭的警語，上面繼續寫道：**若兒童在你噴灑時意外碰觸到，可能會導致青春期性徵提早出現。**

如果你的子宮完好，一般醫生會開雌激素加黃體素或合成藥物黃體素（可模仿黃體素）為處方。如果你的子宮已摘除，可能就不需要黃體素。

如果你正處於圍停經期，使用或持續服用口服避孕藥即可控制熱潮紅、夜間盜汗、經期紊亂等症狀（我一直以為這是最受歡迎的節育方法。但根據美國政府從二〇二〇年的數據統計，十五歲至四十五歲性生活頻繁的女性當中，只有百分之十四選擇避孕藥。最受歡迎的節育方式，其實是結紮）。

若你已經進入更年期而且仍有症狀出現，你可以轉換到MHT，當然，要先從少量的荷爾蒙開始（如果是要抑制排卵，就需要多一點的劑量）。如果你有在吃避孕藥，要注意身體不見得會讓你明確知道自己正式進入更年期了。

每個療程都要符合個人需要，尋找正確MHT藥物和劑量的過程包括不斷地試驗和試錯。另外根據ACOG，每個人每年都要和醫生重新討論，評估是否要繼續進行治療。

「如果你的身體很健康，但有嚴重的更年期症狀，導致生活品質受影響，千萬別只是苦笑撐著。」約翰霍普金斯大學的沈文醫師表示。「因為我們確實有證據指出，更年期症狀嚴重的女性，其心血管系統可能會不太正常，血壓會在熱潮紅發作時升高。所以這些女性罹患嚴重心血管疾病的風險會增加。」沈文思考了一下又說：「或者說，如果你的母親曾在六十歲時確診罹患心臟病或跌倒傷到臀部，那你就要考慮MHT。」

密西根州荷蘭市的婦產科兼更年期醫師芭博．德普芮醫師提出一點，他會讓患者用不同的方式思考荷爾蒙，「四十歲時，我們有足夠的雌激素和黃體素在體內循環，而且持續不斷，沒有人告訴我們有一天會因雌激素減少而受傷。」

「為什麼在你五十二歲時，本來對你有益處的東西，突然變得那麼危險呢？」他繼續講：「我拒絕這樣的說法。我也會對其他患者說：根據我所學，這只是人類器官自然退化的現象，也就是更年期時子宮開始失能，我們只是選擇忽略這件事而已。接著，我們就可以討論何時開始有動作以及每個潛在的風險因子。」

有證據指出，根據使用的黃體素形式，罹患乳癌的風險會有明顯不同。WHI研究裡受試者使用的是醋酸甲羥孕酮，但二〇二二年在《婦科&產科》期刊裡的一篇研究發現，使用micronized bioidentical progesterone搭配雌激素比較安全。

根據二〇一九年在《英國一般醫學期刊》的社論，最合適的組合是micronized bioidentical progesterone搭配雌激素滲透貼片，這樣不會使靜脈曲張（血栓）的風險提升。該篇文章的作者寫道：「目前沒有發現使用雌激素和micronized progesterone的前五年會使乳癌風險提高。」在你思考利弊時，也請考慮這點：如果你正因熱潮紅和夜間盜汗而持續失眠，這就已嚴重影響健康，不論身心皆是。長期睡眠不足會導致心血管疾病、第二型糖尿病和憂鬱。因為持續睡眠不足而感到身心疲乏的人，MHT將改變你的人生。我有個朋友曾說，在他採用荷爾蒙療法後，有天早上他起來發現自己竟然睡過夜了，他已經有三年沒睡好，最後喜極而泣。

我的婦產科醫師在我們討論MHT時就很明白直接，當時我在他的診間待了超過一個小時。依據專家的建議，我另外預約了門診好討論MHT。如果你正考慮荷爾蒙療法，重要的是拿到主導權，而不是等著醫師建議。

隨著和婦產科醫師探索我個人的醫病史，他問我是否曾罹患什麼重大疾病，我很感恩自己每次都可以回答沒有。我跟他說，自己想做MHT的主要原因是想調整睡眠。我一直在想朋友因為可以睡過夜而喜極而泣的事：可以好好睡個覺，對我們來說根本難以想像。

◆◆◆

但就在我們快要討論完個人醫病史，準備聊聊家族病史時，我提到我有個妹妹曾經「無故」因為血栓而住院兩次（通常，血栓是「引發性」的，是指有找出血栓形成的原因，比如受傷，但無故就是突如其來毫無緣由地出現）。我提到這件事時，他馬上面有難色地看著我，我直接把妹妹的住院紀錄給他看（此時的我，謹記著專家所說的高度戒備）。

醫生告訴我，雖然做MHT是我的最終選擇，因為我的妹妹是二等血親，曾有過血栓，加上家族有中風的病史，他建議我不要做。我本來也希望能靠MHT一次解決我所有問題，但現在變成得逐一應付了。

而我本來的問題就已經有所改善。我擦三個月的陰部雌激素終於見效，我是不會說「改變了我的人生」這麼誇張的話，但這種只是擦拭在陰部的乳霜，竟然能讓我不再漏尿，這確實是奇蹟。當我在公共場合時，第一個想到的再也不是「都到這了先上個廁所吧」。我的睡眠實際上也有改善，因為我再也沒有一個晚上得起床跑廁所三四次。唯一的副作用就是我的胸部痛了好幾個月，就像是月經前的那種脹痛，但婦產科醫師說這種症狀最後會緩解，確實是如此。

性愛也不再是惡夢。多虧陰部雌激素，我本來的性愛疼痛已經改善了百分之九十，我也靠著潤滑劑緩解本來陰部的痠疼。目前我持續在使用陰部塞劑，這款「親密溶劑」是由一家名叫Foria的公司製造，混合了五十毫克的CBD。在性行為前十五分鐘塞入，塞劑就會融化「舒緩不適，提升舒適感」（也可以在事後使用緩解不適）。

我知道目前有越來越多CBD的相關研究，但這些「溶劑」對我而言很有效——這正是我整本書想表達的訊息。如果適用於你，那就是最好的。身為醫療線記者，我重視臨床研究和實證數據，但某些情況下，更年期療法不見得有全面的研究，但這並不代表就沒有效。

這也可能是安慰劑效應——大腦會說服身體，即使是假治療也會有真效果——讓我感覺良好。近年來，科學發現心智與身體間的緊密聯繫，只要條件正確，安慰劑也能提供有如傳統治療般的效果，特別是止疼的部分。

在隨機控制的試驗裡，受試者不知道自己拿到的是安慰劑還是要測試藥物。但二〇一四年一篇刊登在《科學轉化醫學》（*Science Translational Medicine*）期刊上的研究，研究人員想測試人們在偏頭痛發作時對於偏頭痛止痛藥的反應。一組人使用標有藥物名稱Maxalt的偏頭痛藥，另一組則什麼都沒用。第三組的人使用了標有「安慰劑」的替代藥物——所謂的開放標籤安慰劑（open label placebo）。結果如何呢？安慰劑一組在偏頭痛發作後，緩解疼痛的效力有百分之五十近似於真正的藥物——任何曾為偏頭痛而苦的人都知道那種刺痛感。

研究人員認為其中一個原因可能是因為吃藥的這個動作，就算標籤上寫明是替代藥物，都能有真正的治療效用。「就算他們知道這不是藥，吃藥的行為可以刺激大腦去想身體正被治癒。」其中一名調查員泰德．卡普恰克（Ted Kaptchuk）說。

既然談到了實際數據，就來說說生物等同性荷爾蒙吧。最近這幾年，所謂的生物等同性荷爾蒙逐漸受到歡迎，成為與傳統MHT相比更天然的替代選擇。

生物等同性是指，在結構、成分上都近似於人體製造之荷爾蒙的合成物。婦產科醫師芭博．德普芮表示，這個概念是「因為生物等同性，你獲得的是簡直和人體荷爾蒙完全一樣的分子，非生物等同性的荷爾蒙只是相似，而非一樣」。

生物等同性荷爾蒙不是由跨國藥廠公司製造，一般是由醫師開處方，由專門可為患者客製藥物的藥局來調配——號稱這樣比較安全。網路上有眾多名人和網紅推崇生物等同性荷爾蒙的優點（可以保持青春樣貌，比如光亮髮絲、恢復皮膚彈性）。相關企業也如雨後春筍般出現，大眾對於製藥大廠的不信任，深信天然的比較好，都促使此產業的繁盛。

德普芮醫師表示，生物等同性荷爾蒙替代療法，「並非神奇靈藥、青春泉水或是什麼無良醫師調製的蛇油。真相其實不是這樣。」他表示更年期荷爾蒙療法的本意並非維持荷爾蒙的平衡，也不是想阻止更年期發生；**荷爾蒙療法的本意是要舒緩更年過渡期干擾生活的症狀**。

為消費者合成的荷爾蒙相當受歡迎，二〇一五年NAMS的調查就揭露，目前每三位使用MHT的人，就有一位使用合成荷爾蒙療法，但它們其實沒有比較安全。

事實上，合成藥物非但沒被認可，也沒有FDA監管，所以這類藥物並沒有經過臨床試驗的考驗，那是任何企業藥廠公司製造藥物時的必要過程。在美國，一篇刊登在《更年期》（*Climacteric*）期刊的研究回顧宣稱，客製的生物等同性荷爾蒙療法「已經成為偽裝的違法製藥業者，沒有管控卻發表虛假的聲明和誤導使用者的廣告」。而二〇二〇年由美國國家科學院（National Academies of Sciences, Engineering and Medicine）總結，沒有標準化會增加使用過量、使用太少或感染的可能。就如NAMS在其網站所說的，客製的生物等同性荷爾蒙可能連處方裡的荷爾蒙用量都不對。「這會很危險。舉例來說，當黃體素太少，你就無法防禦子宮內膜癌。若雌激素太多，就很有可能刺激子宮內膜和胸部組織增生，增加你罹患子宮內膜癌和乳癌的風險。」

德普芮醫師同意此觀點。他指出生物等同性合成分子依舊是藥。「絕對不能視『生物』等同於『天然』和『毫無風險』，只要使用荷爾蒙，都有風險。」他說。

二〇一三年，《More》雜誌做了一個至今仍非常有名的調查，從一位擔心荷爾蒙被濫用的知名婦產科醫師那裡，取得十二份採用生物等同性荷爾蒙療法（簡稱為BHT）的相同處方。該名記者有了三重激素（雌二醇、雌激素和雌三醇，外加黃體素的合成）的配方，發送到全美各家合成藥廠，並將膠囊內的成分重新送實驗室分析。結果顯示，雌二醇份量比處方指定的還要少，而其他兩種荷爾蒙的份量都比處方指定的多。

因為生物等同性合成荷爾蒙不需要用任何官方標籤，所以患者可能被瞞在鼓裡，漏失一些諸如警告和禁忌症的重要資訊。在沒有明確的風險說明下，患者可能會誤以為完全沒有風險，這就是大眾之所以以為生物等同性荷爾蒙療法比較安全的關鍵因素。

至於藥廠公司，需要向FDA回報藥物的併發症或嚴重副作用。雖然合成生物等同性荷爾蒙是以比商業MHT配方更天然的行銷推廣重點，但它們終究是合成的。此外，正如史特萊徹指出，合成藥廠並沒有在製造荷爾蒙，它們只是加以混合而已。製造工廠將活性相同的原料販售給商業藥廠公司和合成藥廠。「都是一樣的東西，都來自同個地

「更年期」就像生育孩子一樣自然。

這確實如此，它是生活的一部分。

從身體上來說，這是我們造物的一部分；

從荷爾蒙的角度來說，這是我們構造的方式；

從化學角度來說，這就是我們的運作方式。

——加拿大女演員 金・凱特蘿（Kim Cattrall）

方！」

如果使用者有過敏問題，合成藥廠的製藥就會很適合。比如說，某種藥物含有花生油，合成藥廠就可以為對花生過敏的患者去除藥物中的花生油，好讓他們可以安全服用。如果你是用合成藥房的藥，請確保這是經過藥局合成認證委員會（Pharmacy Compounding Accreditation Board，網站為ache.org）認證，該委員會設有明確的品質和安全標準。

許多擁護生物等同性荷爾蒙的醫師也推薦荷爾蒙測試——通常是用口水，但血液或尿液也可以。如此一來，他們的療法就能更有目的地針對特定的荷爾蒙問題。但NAMS宣稱沒必要做口水測試，因為「未被證實是否準確或可靠」。我之前提過，因為荷爾蒙指數每天都不同，一整天下來也不見得一樣，因此就像NAMS說的，就算是血液測試也無法準確反應身體的荷爾蒙指數。

婦產科醫師蘿倫．史特萊徹說，醫生之所以說要做口水測試，「是因為這可以讓患者多多上門，他們會花很多錢。」他嘆息地說：「我不是要責怪去找這些醫生的女性，確實有完全不了解更年期的婦產科醫師和內科醫師，偏偏女性們都求助若渴。當自己的醫生幫不了忙時，他們自然會去找可以提供協助的人。只是這些醫生用行話販售錯誤資訊，好比『天然』、『量身打造』，這些詞語毫無意義就算了，還完全誤導患者。我已經對此詬病好一段時間，其他更年期專家也是。」

約翰霍普金斯大學的沈文醫師補充指出，那一連串的檢測其實根本沒有必要，通常還所費不貲，因為這些檢測保險很少給付。「我會看症狀來判斷，如果患者整晚熱潮紅發作，那根本不需要驗他的雌激素，再說：『對，你更年了。』」

美國醫學學會、美國生育醫學學會，還有包含雌激素學會在內的眾多醫療組織，都對這種合成荷爾蒙療法表示反對。沈文醫師說，這種「生物等同性」標籤美其名就是行銷噱頭，也沒有證據背書，因為有許多FDA認可的有品牌荷爾蒙，不僅符合生物等同性的定義，還真的是天然萃取的，例如大豆和山藥萃取。「合成藥廠」的原料取得也是與名牌大廠相同來源，沈醫師說：「我問過患者『你覺得這款藥的雌二醇是從哪裡取得呢？』其實就是同一種植物，墨西哥的山藥。大廠牌的藥才有安全和效力的檢驗。」

德普芮醫師也同意，許多熟悉的荷爾蒙品牌，不論是環狀器、乳膏、藥錠還是凝膠形式，這些品牌都是商業性製造且符合生物等同性，包括Estrace、陰道環（Femring）、Vivelle、Vagifem、Bijuva和Prometrium。「這些藥品，你可以清楚知道究竟是什麼東西。」他說。

常被用來提升性功能的睪固酮療法（Testosterone Therapy）也普遍成為由合成藥廠製造的處方，因為這不受FDA監管。史特萊徹解釋，這種療法通常是以荷爾蒙藥粒的型態，植入臀部皮下，六個月內會慢慢釋出雌激素和睪固酮。女性剛開始使用時會感覺非常好，史特萊徹表示：「多虧了大量的雌激素和睪固酮，讓性慾大增，不但改善了熱潮紅，還會精力充沛。」

史特萊徹繼續表示，一般睪固酮藥粒會有非常高劑量的雌激素和睪固酮，比女性一生中能產生的還要多太多。

居住在西雅圖的作家艾蜜莉．琳．鮑爾森（Emily Lynn Paulson）曾因為治療癌症，而做了完全子宮切除術，並移除了一邊卵巢。他在經歷更年期症狀時，深感即將要邁入更年期，於是醫生建議他看荷爾蒙專家。

「我本來是要找內分泌專家，但後來我上谷歌搜尋『荷爾蒙』和我所居住的城鎮名，結果找到一個看來是荷爾蒙專家的門診。」

鮑爾森看的醫生建議他使用生物等同性睪固酮藥粒。

「他告訴我這些藥不但沒有什麼風險，還很『天然』，儼然就是神藥。」他回想。「他沒有提到任何風險，只說：『有些人會長粉刺、臉上會長些毛，但這並不罕見。』如果是這樣，我有什麼好損失的？」做完第一次植入後，鮑爾森注意到他確實更有活力，性慾也明顯提升。但五個月後，他逐漸感到不舒服。「我變得很焦慮，太陽穴附近的頭髮開始掉，原本光滑的雙腿和腋下長出比以前更多的毛，背後也開始冒粉刺。現在我正在等轉介去看內分泌專家。」

◆◆◆

二〇二二年春天，英國面臨MHT藥物突然大量短缺，根據英國國家健康與卓越照顧研究院（The National Institute for Health and Care. Excellence）表示，英國約有一百萬名女性使用MHT產品，就總女性人口約三百三十萬來看，這個數字還可以。英國國民健保署（National Health Service）的數據指出過去五年多開出的處方多了兩倍，這都多虧有成功的宣導才讓女性覺察，我將在下一章說明（在蘇格蘭和威爾斯，MHT藥物是免費的）。

當MHT藥品在英國短缺時，女性都驚慌不已，開車數百哩遠就為了買到藥，甚至還轉去黑市或其他國家尋找（某家新聞頭條還寫：HRT藥物短缺，迫使女性成為馱藥驢子，旅行海外購買重要藥品），還有一名女性打電話問了三十家藥局，只為買藥。

還有人是被迫以物易物。「相約在停車場，用一管昂貴的面霜來交換雌激素凝膠，超像是犯罪喜劇秀裡的劇情。」英國記者、《破解更年期》（*Cracking the Menopause*）作者瑪莉耶拉・弗洛斯翠普（Mariella Frostrup）在《每日郵報》報導，「我的一位好友被迫這麼做，因為他無法靠平常的HRT處方籤拿到藥，他非常絕望，最後只好在臉書上發文求救。結果是朋友的朋友好心地提供以物易物。」

有些女性回報自己很想死，甚至無法工作。抗議活動不斷，直到時任衛生大臣的薩吉德・賈維德（Sajid Javid）最後派了一位MHT負責人、主導英國新冠疫苗小組的曼德蓮・麥可透南（Madelaine McTernan），強徵MHT藥物予以配給來解決短缺危機。一旦女性成為MHT的狂熱者，他們就難以自拔了。

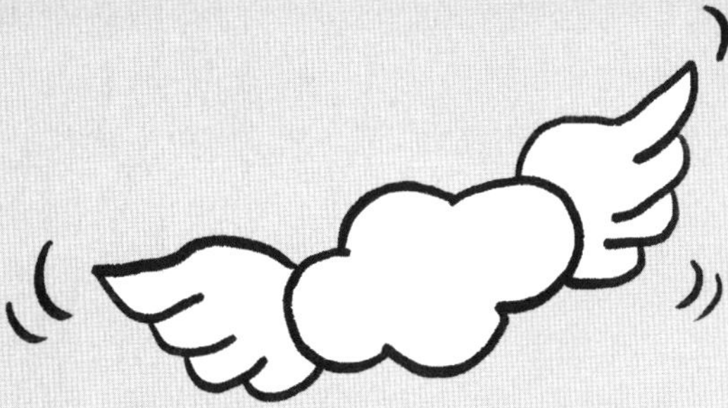

第 10 章

重整修復

重新回歸到自己。

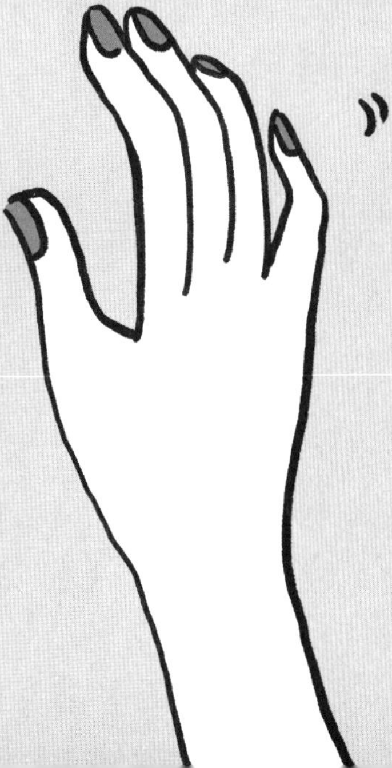

在此我想說明，我在書裡傳達的並非要「大家去做我做過的事」。每個人都是不同的個體，每個人的更年期經歷也大不相同，對我來說合適、有用的，不見得適用於你。我想表達的重點是，如果你的生活品質因為更年期症狀而被拖垮，當然要去治好它。

我知道以上資訊量太過龐大，以下是重點整理：

留意心裡的「性別年齡歧視」

我在企劃本書架構時，做了很多的群眾募資——某次的晚餐聚會，我向幾位朋友募款，那天我們選了東城一家以植栽做裝飾的素食餐廳。在等候前菜時，我請朋友們幫忙想想書封可以長成什麼樣。

「我媽總說經歷更年期時，根本沒人看得見你。」我的朋友薩莉說。我們這群朋友當中，薩莉和萊拉目前在正處於圍停經期，而孝恩和我則是已進入更年期。薩莉開朗地說：「你們知道有部老片《隱形人》（The Invisible Man）嗎？可以弄個隱形女人。」

「我沒法想像耶，這樣要怎麼做設計？空白一片嗎？我不覺得這樣會吸引人耶。」

孝恩說。

「不是啦，你記得隱形人是怎麼戴帽子和眼鏡，還用繃帶把頭包起來？或許隱形女人可以穿上我那個住在博卡（Boca）的外婆戴的方形粗框眼鏡。」

我跟他們說我不想用夕陽日落之類的圖，因為更年期保健品上常常會有這圖案。

「太隱晦嗎？」孝恩哼著鼻子說：「我知道！還是在封面放一顆梅子照鏡子，然後鏡子裡面是超扁的梅子乾？我的皮膚就是這樣，乾得超徹底。」

「梅子要有眼睛嗎？」薩莉想，「梅子怎麼會照鏡子？」

「拜託，我連自己像不像梅子都不知道。昨天在公司，有個二十二歲的妹仔問我，我小時候有沒有手機。」他看起來好悲慘，「臭女人，我又不是摩西奶奶[20]（Grandma Moses）！」

「但我們小時候真的還沒有手機啊。」我說。

孝恩點頭說：「好啦，是這樣沒錯。」

---

⑳美國女畫家，本名安娜．瑪麗．羅伯森．摩西，被視為自學成才、大器晚成的代表。

「我們都是在廚房裡用掛著的電話，捲電話線。」我說，「對吧？」每個人點頭。「我還是少女時，如果有重要的人打電話來，」說到重要時我舉起兩隻手比了雙引號，「我就會把電話線拉得老長，找個靠近廚房的房間，進去躲進衣櫥裡，把門關上。」

「電話線還是捲的，」孝恩說，「一邊講電話一邊用手指捲電話線很好玩。」

「我還記得電影裡，麥克．道格拉斯在海灘上講手機，讓我大開眼界。」薩莉說。

「那部電影叫《華爾街》，」萊拉此時打岔，「我也是，我本來還不相信可以一邊走在沙灘上，一邊和別人講電話。我幾年前又重刷一次這部片，你知道他用的那支手機有多大嗎？超級誇張地大，看起來就像是對著鞋盒講話。」

「那是哪一年啊？」薩莉好奇地用手機查了，「一九八七年。」他說。

「我的重點是說，辦公室那孩子看待我的角度，跟我自己的視角不同。」孝恩聳聳肩說：「不過，我以為變老還要花更多時間。」

我們又回到了書封的討論，放大鏡？隨身電風扇？

沒錯，這些笑話是很好笑，但也顯露我們因為傲慢而感到恐懼。我們顯然對於更年期這個概念感到不自在（我又不是真的很老）！所以我們想到的是《黃金女郎》那幾位老太太，而我們被歸進那了。

「我有一群大我十歲的朋友，我記得他們開始為熱潮紅困擾時，我完全沒有想要同情他們。」WisePause Wellness公司的丹尼絲．潘恩斯說。潘恩斯以為他朋友的熱潮紅是「像是人在很熱的邁阿密喊熱」。結果他自己第一次出現熱潮紅時，「那種感覺就像低級恐怖片裡的人起火燃燒一樣，人腦四處亂飛，我從來沒有過這樣的感受。」

潘恩斯後來打電話給每個朋友，「我為沒有同情心的自己向他們道歉。雖然他們可能不記得我那時候的反應，但我記得。」

二〇〇八年，《國際婦女保健》（*Health Care for Women International*）期刊上有篇研究，美國和墨西哥的大學學生接受問卷調查，主題是他們對於女性在不同階段生育能力的印象。帶著幼兒的女人被這些學生定義為「快樂」，但是更年期女性卻被貼上「難相處」和「老人」的標籤。其中，年輕女性被發現在評估上特別嚴厲。

這對中年女性來說根本不足為奇，他們通常會害怕自己看起來「老」，會因為步履蹣跚而被批判。新冠疫情導致封城期間，女性開始讓自己頭髮維持灰白，研究人員對此造成的影響進行研究，發表在二〇二二年的《女性&年老》期刊裡。調查人員問了各國受試女性，為什麼在可能被譴責過老的情況下，還是任由頭髮花白。研究人員找出兩種對立的主體：競爭力高和保持原真。儘管他們想避免被當作「老年」而變得沒有競爭力，這些受試者卻「寧願冒險」留白髮以維持真實的自己。

當然，儘管有女性表示他是「崇尚自然本色」，但這個選擇無法讓他們覺得完全自在。女性在白髮之後，研究人員寫道：「顯然大家理所當然地認為，頭髮變白後，女性就不會注重髮型、妝容、非醫美保養以及避免選擇讓自己看起來太顯老氣的服裝。」

換句話說，女性會想方設法，喜歡大膽色調的唇膏，好向其他人保證自己不會在開會時萎靡而打盹。這些都無關髮色，而是怕自己被誤以為沒有活力、不夠聰敏、不夠擲地有聲的合理恐懼。

我那全罩遮陽帽的笑話貶損了年長女性。任何話語都有其影響輕重，我們需要用文字和行動支持、支援彼此，一起走過所有生而為女性都會走的路。

對年長女性的偏見不只是社會毒藥，對你也不好。如果對更年期抱持悲觀態度，研究證實這可能會使症狀更糟糕。二〇一〇年《Maturitas》期刊的一篇回顧文章，英國研究人員發現在他們檢驗的十三份研究裡，有十份受試女性對更年期有比較負面的態度，他們也回報自己的更年期症狀有更多問題。言盡於此，你不需要成為社會學家也能知道這是可以理解的。

對更年期知道得越多，這名詞就不會那麼神祕、那麼可怕。你越常在閒聊時討論它，這些負面譴責的現象就會更快消失，對你和每個人都好。更年期不是疾病！這是一個人生的階段，如果你有幸地可以活得長久，你可能後半人生都處於後更年期。

告訴伴侶你發生了什麼事

如果你對更年期了解得不夠透徹，你身邊的人更不可能了解發生了什麼事，即使你已經入進更年期。二〇一七年《健康》雜誌製作了一個影片，內容是詢問男性有關圍停經期和更年期的事。這些的男性們確實盡了力。「更年期是排卵的時候嗎？」這是他們對於更年期定義的危險答案。「呃，我是不是說錯了。」另一名男子對於圍停經期的定義則是「是第二次更年期的意思嗎？我不知道耶。」第三名男士為熱潮紅下了他自己的解釋「就是女人經期來了，最後非常累？」他說的也不完全錯。跟症狀共存，因為羞恥或不想麻煩其他人，可能會讓你的伴侶關係面臨考驗。如果身邊的人不知道你發生了什麼事，他們要如何支持你呢？最低限度就是他們需要知道你為什麼會崩潰（不論是身體或心理），之後便會和你保持一定距離。

沉默容易引起誤解、令人受傷。聖路易市華盛頓大學的瑪克芭・威廉姆斯醫師表示，如果你開始迴避親密關係，伴侶可能會以為是他們的錯。如果你在孩子面前大哭，他們可能也會以為自己是導火線，接著感到沮喪、困惑。當你在意自己走樣的身材而放棄朋友週末去海邊的邀約，你也錯過了與他們分享故事的機會。

「就直接敞開談吧！」威廉姆斯醫師說，「這樣就不會讓所有社交、情緒、人際關係，因為你沒有迴避這個正常的生理變化而變複雜。」他建議先簡單描述何謂更年期、如何影響你的身體開始，開啟和伴侶的對話。把症狀一一說出來，說出這些症狀給你的感受，你需要協助的部分。

使用明確如醫生所用的語言。你的陰部既非粉紅獨木舟，也不是零錢包，更不是什麼熱燙的口袋。

以下是我和丈夫湯姆的對話，可以給讀者參考：

湯姆？可以請你先放下手機嗎？我有事想跟你說。

我現在開始要過渡到更年期了——就是控制生育的荷爾蒙開始從流失，我不會再排卵，也會停經。這不是生病，只是一段會影響所有女性的自然人生階段。這些荷爾蒙，像是雌激素，會出現在身體每一個部位，當它們離開後，身體和大腦就會有不同的應對模式。

有些女性可以平安無事地經歷更年期，但有些人卻會有非常嚴重的症狀，嚴重到影響很多事，肌膚、體重到情緒。這些症狀可能會持續幾個月，甚至十年，哈，聽到「十年」你的表情好像不太一樣，但確實很久，對吧？

我知道我跟你說過現在我正學著跟更年期相處，但我沒有仔細跟你說過我的狀況吧，對此我很抱歉。

我現在常常會熱潮紅突然發作，是那種一瞬間像火燒起來一樣，我會大冒汗，全身變紅。熱潮紅是最最常見的更年期症狀。沒有人知道為什麼，我通常是半夜發作突然醒過來，大致會維持數分鐘，感覺像是有人拿著吹風機，設定最高溫一直吹著我胸口。

更年期女性容易腰部變胖。這是為何你會聽到我對自己罵髒話，因為我真的很想把自己塞進牛仔褲內。

我正試著對自己的外貌改變這件事正向思考，你知道我不在家裡放體重計。但我確實因為身材走樣而感到挫敗。有天晚上，我在床上側躺，想要和你說說話，然後我低頭一看，我發現我的內臟全攤在墊上了。我知道你不會注意，但我自己看到了。

雌激素的流失也會影響到大腦，所以有時候我會情緒不好，我的記憶力也變得很差。你可能有注意到你最近常常幫我把話說完，我還常問你眼鏡在哪裡，但明明就掛在我頭上。

我討厭半夜把我弄醒、讓我睡得不好的熱潮紅，記性大不如前也讓我沮喪，我更討厭做愛時會痛，彷彿這都是我的「錯」。

如果你願意對我更有耐心，我會非常感謝，但我想說的是，我正在經歷的是生物學現象。當你看到我被惹毛了或看起來很沮喪的樣子，可以問我需要什麼就好。

謝謝，你可以回到手機上了，我看到你的手指很想動。

你可以自行修改腳本。例如，如果和青春期的兒子談話，你可以說，記得你剛開始變聲的時候嗎？你一直覺得害羞、氣惱，因為你的身體變得很混亂，你完全無法控制。這就是更年期讓我遇到的。

「你可以對你家孩子說：『你的身體正在變化，而且你知道嗎？我的身體也會有所變化。』」威廉姆斯表示。「這樣就能開始對話了。我兒子和女兒都知道什麼是更年期，因為我不覺得自己需要躲躲藏藏。」

就在我和威廉姆斯打電話的幾週前，他說他受邀要在孩子四年級班上演講生殖健康。「我跟他們說：『知道嗎？接下來你們會開始進入青春期，然後到了某個時候，你們的卵巢就會停止運作，我們稱之為更年期。我把整個生殖過程全說了。』」

聽到這裡——一個醫生盡其職責想把這段人生階段變得淺顯簡單，讓四年級孩子一聽就懂——我感動至極差點就對著電話噴淚。

不需遮掩或否認

現在，當我發現自己想隱藏身體的問題，或壓抑感受時，我會要求自己要正面迎戰。以下就是完美的範例：有天下午，在獲得陰部雌激素以前，湯姆和我正從五金行返家。就在我們把車停上車道，下車後我突然又想衝廁所。我知道自己大概再九十秒就要尿褲子了，我拔腿跑向前門，但前門鎖住了。

我請帶著鑰匙的湯姆動作快點，但在那當下，他不明瞭我的意思是要在三十秒內過來開門——因為我沒跟他提過自己的狀況，他以為我還擁有一個強壯的膀胱。

他悠悠哉哉地吹著口哨走上階梯，我正夾著腳原地等待，再二十秒就要潰堤。「給！我！鑰匙！該死的！」我大叫，周圍幾家在整理院子的鄰居都聽到我的大吼（我幾乎可以肯定他們就像紅鶴那樣停格，伸長耳朵，期待聽到更多八卦）。

我跑向湯姆，一手拽下鑰匙，飛快地奔向廁所——我快速拉下內褲準備解放，卻像剛出生的小狗尿得滿地都是。後來我意識到，因為我一直極力隱藏整件事，每次都快速清理善後，所以湯姆根本不知道我有膀胱無力的問題。

除非你有戀尿癖[21]，不然「失禁」不是什麼禁忌話題，你一定得講。

我試著想尿準，盡可能地保持馬桶周圍乾淨。「對不起我反應過度了。」我跟湯姆說：「雌激素減少後，子宮內膜、膀胱裡負責排空尿液的管子會變薄、變脆弱，支撐尿道的骨盆基底肌肉也會變弱，所以不太能憋尿，這些都很常見，所以我有時候打個噴嚏就會尿出來，專家說這個叫『漏尿』。這也是我下車到進門總是走得很趕的原因，或許我們可以把剛剛的事當作笑話。」

之前為書拍攝作者照時，我也為頭髮崩潰一次，然後我逼自己對湯姆坦承以告。我的作者照是在書出版前一年拍的，那時我還沒發現minoxidil的美好。湯姆和我在院子裡練習拍照姿勢，我試著想擺個有作者架勢的姿勢，但是一直失敗。

我看了他拍的照片後，心裡一沉，我稀疏的頭頂根本就是查理布朗的聖誕樹，幾乎可以看清楚我的頭皮。

我不斷要湯姆重拍，同時偷偷整理頭髮，或是用我妹妹海瑟的用詞——把我的頭髮敷過去，遮住光禿禿的位置。就在兩百張失敗的照片後，我終於願意承認稀疏的頭髮讓我很不爽。

「那你幹嘛不跟我說？」湯姆說。我們後來去了藥局，我買了一些可遮蓋白髮、讓頭髮增量的補強劑。在我狂塗禿髮的部位時，我突然想到九〇年代電視購物台主持人榮恩．波佩爾（Ron Popeil）推銷的髮膠噴霧（拿著一條鮮魚的光頭男子，拿噴霧噴了光亮的頭皮後，自信地宣告，「寶貝回來了嗎？」）

反正我後來確實覺得好多了，照片也照好了。

㉑ 對尿液有特別偏好的戀物癖。

不要上網自行問診

紐約市婦產科醫師凱蜜拉・菲利普斯說，網路是很好的資料來源，但是在谷歌上搜索「更年期」可能就不怎麼好了。「你會找到一些奇怪的網站，因為它們下廣告，所以成為網頁搜尋第一名。」他說：「如果你真的用谷歌搜索所有症狀，幾乎會被判定你罹癌了，我想。」

菲利普斯反而建議去有醫生背書或醫生經營的網站。「如果你不知道怎麼找更年期專家，是可以在這些網站上找資料。」他說：「這些網站都有提供實據，並且以易讀好懂的文字表達，讓使用者了解所需，這些網站絕對不會讓你嚇到尿褲子。」

和菲利普斯聊完後，我想做個實驗，就在谷歌上搜尋三種最常見的更年期症狀。

先輸入「記憶減退」：出現了最殘忍的疾病，**額顳葉失智症與何時要擔心失智？**

「夜間盜汗」：**我的天，可能是癌症、心臟瓣膜發炎、縱膈腔腫瘤**或是二〇一九年的電影情節「滑板好手調查室友神祕身亡的死因」。全部聽起來都好可怕。

「經期紊亂」：**經期不規律容易早死。**

這些爛搜尋結果嚇死我了，所以我把電腦關了。

調整過往的保養程序

邁入更年期的某個早上，我起床後，發現所有的肌膚產品全都沒效，它們只是被抹在我如砂紙般的皮膚上。平常使用的洗髮精也突然讓我的頭髮變得更毛躁。

請牢記：這不是產品的錯，而是我們的肌膚和髮質變了。

我需要徹底改造！經過多番嘗試後，我的結果是：夜間使用各種A醇保養品，每小時醒過來時用胜肽、胺基酸、每天都擦防曬乳，最後則是油，各種可以吸收的油，這樣才能滋潤肌膚，使肌膚有光澤。我現在用了唇油、髮油、眉油、身體精油、臉部精油和指緣油。

我現在雙臂的皮膚幾乎可以和年輕時的吹彈可破相比，多虧了平價的橄欖油，還有我逐漸退化而朦朧的視力。

如果你需要重新調整護膚程序，建議可以看看下面兩位皮膚科醫師的社群，他們隸屬於紐約西奈山醫院。為中年女性分享明確的建議和保養技巧。羅絲瑪麗・英格爾頓醫師（Dr. Rosemarie Ingleton，在此公開，他就是我的皮膚科醫生）會在抖音上發表幽默又溫馨的短片（帳號@ingletondermatology）。喬許華・柴克納醫師則是在IG上因直白、易懂的短片而吸引眾多粉絲，內容包括如何在肌膚上重建膠原蛋白、如何處理成人面皰以及如何預防掉髮（帳號是@joshzeichnermd）。

我也喜歡英國保養美體業專家卡洛萊恩・席隆斯（Caroline Hirons，帳號是@carolinehirons）的IG，常有產品試用的分享。他已經五十多歲，曾在一篇貼文裡，以充滿活力的自己向「更年期以及與我為敵者的淚水」致敬。不被任何行銷手段綁架，評論產品時非常幽默，他曾在一個短片裡試聞某眼霜後說：「噢，聞起來就是屁股味。」還發出作嘔聲。

所幸現在有很多業者發現更年期女性的皮膚需求，紛紛投身此領域，全美最大的美妝零售商Ulta於二〇二二年成立更年期護膚品牌Womaness。（我寫這本書時這只是一個品牌而已，尚未有產品問市。）

除了Womaness，還有更多的更年期護膚品牌，都是由皮膚科專家調配，各家產品非常多元，包括SeeMe、PRAI Beauty、Korres的更年逆轉系列、Emepelle、Caire Beauty和Pause Well-Aging。

動起來，但你不一定要跑馬拉松

信不信由你，許多老化的慢性疾病都是從更年期後開始的，不妨把此視為可以儲備健康、為人生下一階段計畫的大好機會。

預防疾病的最簡單方法就是動起來。說歸說，但是很多人做不到。二〇一八年有篇SWAN研究發現，只有百分之七點二過渡至更年期的女性，符合美國衛生及公共服務部最新頒布的運動指南。

這也沒什麼好意外的，如果你需要照顧家人，不論是老人或小孩，若是還有工作要兼顧，在精力不如以往時自然容易把運動放一邊。

但就像之前提到，指南上說每週要做一百五十至三百分鐘的高密度有氧活動，可以是快走、騎自行車或是整理院子。以最低要求來看，一百五十分鐘大約是一天半小時，一週五天——在住家附近慢跑一圈就差不多了。

內分泌學會的網站特別警告，更年期雌激素降低時骨骼流失的速度（在這階段最多會流失百分之二十），會增加骨骼疏鬆的風險。肌力訓練不僅可以養肌肉，也能提升骨骼密度，已經五十歲的人也可以這樣做。

二〇一一年一篇在《體育與運動的醫學與科學》（*Medicine & Science in Sports & Exercise*）期刊的後設分析發現，超過五十歲的成人練舉重可以逆轉與年齡造成的肌肉流失，肌力訓練或是重訓有氧運動（比如走路、跑步）會對骨骼施加壓力，製造更多骨細胞，好讓骨骼更強壯。跳躍這種簡單動作甚至可以鍛鍊骨頭，這是二〇〇四年楊百翰大學（Brigham Young Univeresity）研究人員的發現，他們讓圍停經期女性連續四個月一天做兩次下列動作：站立後往上跳，落地後等待三十秒，重複動作二十次。四個月後，這些受試者女性的臀部骨骼密度有大大提升。

我朋友的朋友卡門在四十歲時開始練舉重，後來成為狂熱的擁護者。他自稱是「不專業的替補選手」，他發現每週舉重三次是可以保持健康的可靠方法。「我熱愛看到數字穩定增長，現在的我處於圍停經期，我發現舉重還可以幫助我控管情緒，前陣子我很易怒，但舉重是個很好的出口，讓我能重新調適自己。」

卡門現在熱衷於讓自己變壯，「我很驚訝自己的身體，竟然可以變化到這地步，」他說：「我也喜歡自己因為舉重而變緊實的肩線，舉重給我無比自信，我也不用再擔心坐飛機時沒法把登機箱放進上方置物箱。我現在用心照顧著自己的身體，希望這副軀體能在我逐漸老化時照顧我。」

對我來說，我熱愛我在Y分部的游泳課。在水裡讓我感到自在，好像在玩一樣，這是我小時候最愛的事，現在我繼續著這項運動。

再次重申，不論我是散步走很遠或是去游泳池，我都會告訴自己要動起來，就是「我需要活動」。或者我會一邊跳高一邊念著：「我要整理腦袋。」這讓我覺得自己像是肩負拯救地球重責大任的英雄。我知道：我有非常豐富（又是悲傷）、奇幻的人生。不論如何，能成功就好。

醫師以外的更年期支持機構

越是分享或與他人比較更年期的過渡情況，感覺就會更好。現在有很多平台可以讓更年期女性交流，像是臉書社團、網路論壇、社區團體、手機應用程式（或是我之前參加的更年期咖啡館，跟陌生人分享自己的情況會更容易）。

菲利普斯指出，「教會是可以交流資訊、教學的可靠資源。我一直有在教堂為女性團體免費演講，你不可能向上帝收費，對吧？」他笑著說，聽講的女性難免會跟他提問，「他們不僅有免費演講可聽，還有免費諮詢！」

教會這樣的場所非常有幫助，菲利普斯說：「因為是待在一個人人都可以自在分享的環境裡一個小時。」

更年期支持團體可以、也應該快閃出現在任何地方。二〇二二年，有個更年期支持團體甚至出現在英國伊普斯維奇（Ipswich）的酒館「魚狗」（Kingfisher），該酒館是由一對母女經營，他們的更年期都遇過孤立無援的情況。

我的朋友蘿拉曾參加一個女子讀書會，成員全是四十至五十多歲的女性。他們發現在討論開始前，大家都在聊更年期的事，於是決定在讀書會正式開始前另外安排半小時討論，以防有任何人想要先到就先交流更年期經驗。他告訴我，「結果所有人都提前半小時到，現在我們一定會花上半小時，把所有更年期狗屁倒灶的事全丟出來。我現在正是圍停經期，所以很愛這樣的規劃。反正我很多時候都沒讀完讀書會的指定讀物。」

更年期被視為禁忌話題已經太久了。

為什麼沒有人願意談呢？

擁抱女性身體並不羞恥，

現在是敞開心胸的時候、不是禁忌或威脅的時候。

——美國影星 布魯克・雪德絲（Brooke Shields）

單一療法可能可以治療多種症狀

就如桑托羅在《女性健康期刊》裡發表的文章，更年期症狀會相互影響。熱潮紅可能會使睡眠更糟，導致憂鬱症狀出現。他繼續指出，因此單一控制因子可以同時應對多種症狀，是合理的。

舉例來說，有熱潮紅困擾和憂鬱傾向的女性，如果憂鬱狀況屬於輕度至中度，就可以採用荷爾蒙療法或SSRI；而有高血壓和血管舒縮症狀的人，或許能用抗高血壓藥可樂定（clonidine）來處理兩方症狀。如果你正為不同的更年期症狀所苦，請向醫生求助。

能力許可請向專家求助

婦產科醫師問診的十分鐘，不足以為更年期這樣的複雜情況找出解決辦法。「我們有各種研究指出，身為婦產科專家與健康照護提供者，我們在患者詢問更年期和性健康方面的泌尿生殖症狀時，並沒有盡到職責。」威廉姆斯醫生說。「如果我們沒問，患者也不會提。我們需要讓這個人生階段獲得關注。」

你可以在NAMS網站上找到有執照的更年期專家。威廉姆斯指出，可能需要一或兩次的約談。「對多數患者來說，我的做法是先諮商，再轉介他們回到本來的醫生做持續性照護。」他補充，如果患者有做荷爾蒙療法或使用其他藥物，那就可能需要一兩次的追蹤。許多有執照的更年期醫師都是其專長領域裡的厲害研究者，他們的履歷可以長到像是詹姆士王譯本[22]（King James Bible），他們會把自己所有的學識都貫注在你身上。本書裡面也有提到很多專家醫師，比如說你住在南康乃迪克州，你可以在NAMS網站的「尋找更年期醫師」輸入郵政號碼，就能找到厲害的專家，包括內外全科醫學士（MBBS）、美國婦產科學會院士（ACOG）露伯娜・帕爾醫師。帕爾醫師是耶魯大學醫學院婦產暨繁殖科學系教授、更年期計畫總監，他的醫學研究領域包括「更年期早期的心血管代謝方法與認知」、「後更年期初期口服與貼片形式的雌激素療法對性功能的影

㉒ 即欽定版聖經，為蘇格蘭及英格蘭國王詹姆士六世及一世下令翻譯的英文版本聖經，於1611年出版，至今都是英語世界極受推崇的聖經譯本。

響」、「後更年期女性患有中度至重度骨盆器官脫出時會容易臀部骨折」還有「結合研究證據與臨床判斷來管理更年期」。

這才是會照護你更年期的人。

執業的更年期醫師可以為你快速整合各種領域專家，喬治城的瑞秋．魯賓醫師表示：「因為無法光靠一個人就可以治療所有更年期症狀，對吧？你可能做愛時會疼痛、膀胱無法運作正常或是有熱潮紅、根本無法睡覺、骨頭變得疏鬆脆弱。這些看似不同的症狀，卻都是因為同一個原因而發生。」

約翰霍普金斯大學的沈文醫師，也是北美更年期學會成員，他曾告訴我完整的諮商流程。他會先了解完整的醫病史，視情況做婦科檢驗。「我會仔細了解患者的個人醫病史，」他說：「因為我們知道女性懷孕時會有各種狀況出現，像是子癇前症或是不孕問題、多囊性卵巢症候群，又或像糖尿病、早期更年期等問題，這些可以當作未來心血管健康的示警參考。」

沈文醫師會在討論症狀前，挖掘患者的生活史——是否吸菸、喝酒、活動量。沈醫師會聽患者說，然後問很多、很多的問題，區分哪些症狀與更年期有關，哪些可能是自然老化造成。

接著，他會設計一套詳細的治療方案，包括經過臨床檢驗過的療程，像是荷爾蒙療法、非荷爾蒙療法（如SSRI），以及整合式治療（如針灸）。心理層面的治療也包含在內，他會轉介患者看心理醫師或性治療師。

耶魯大學醫學院的露伯娜．帕爾醫師補充，真正的專家會關心你的個人和家族病史，特別是與整體健康相關的部分，甚至有可能是你沒察覺到的地方。「例如：初經是幾歲時來的？是否有過經期混亂的時候？曾經出現過飲食障礙的問題嗎？曾經骨折過嗎？是否有任何長輩在年老時突然站不穩或跌倒，可能是骨質疏鬆的情況？」

帕爾醫師表示所有問題都與你個人的骨骼健康、終生可能碰到骨折的風險有關。「我認為我們的骨骼量、密度是我們得退休的原因之一，」帕爾醫師解釋：「如果你在年輕、還有很多生育荷爾蒙時拚命賺錢顧著揮霍，你的存款可能會在你退休或進入更年期時『變少』。」在這種情況下，他說：「你罹患骨質疏鬆以及在更年期後骨折的風險，將會比任何同齡、在『退休』時存款更多的人還要高。」若你的狀況就是如此，他繼續表示：「我們應該要關心如何使骨骼更健康，透過簡單的方法像是重訓練習、正常飲食，還有現在不能再吸菸。」

沈醫師會確保患者攝取足夠的膳食鈣和維生素D，這都有助於骨骼吸收鈣質。「每兩位後更年期女性，就有一位會碰上骨質疏鬆相關的骨折。」他說：「這些所謂的脆弱性骨折不會恢復完全，因為血流至骨骼的流量變少。人們都以為骨質疏鬆就是矮個一兩公分，沒什麼。但其實很重要，因為證據顯示有百分之八十的患者都無法在脆弱性骨折後恢復本來的功能。」

一個經過專業訓練的人，不僅會仔細聆聽你的症狀、完全了解你所經歷的，還提供治療計畫告訴你該怎麼做，這聽起來不就是天堂嗎？

「如果你的症狀越變越糟，糟到已經搞亂生活，千萬別等醫生說：『每個人都會這樣』或是『你想太多啦！』」沈醫師說：「我無法讓事情完全好轉，但我可以引導患者去該去的地方，讓他們能重新應對自己的生活。」

就像我之前說的，即便你無法找到更年期專家，如果你的醫生只會說「每個人都會這樣」，或許就是該找其他醫生的時候了。

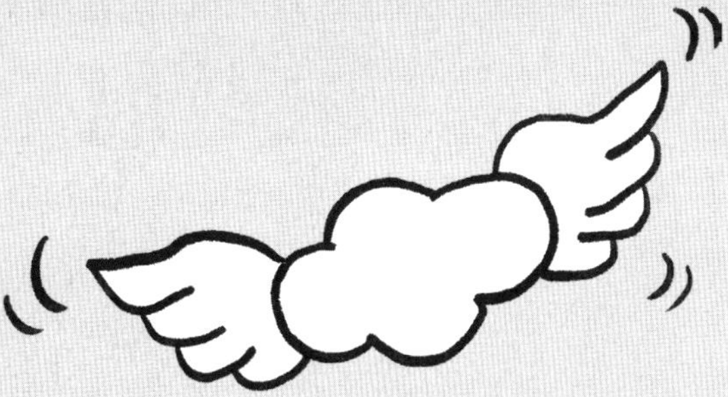

結語

更年正向期！

承認它、動員它、讓它正規化。

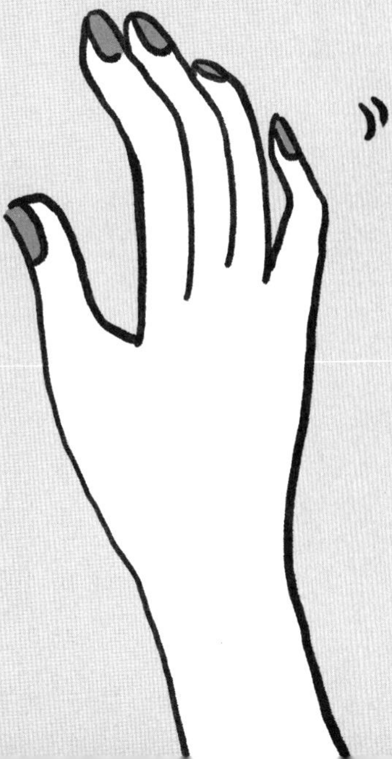

一九三七年十月的某個晚上，四十五歲的博蒂・侯里斯和丈夫來到路易斯安那州雷維爾的雷維爾藥房，並買了一瓶可樂。侯里斯女士打開可樂來喝後，他感到嘴裡有個「奇怪的硬物」，他馬上把它吐回瓶子裡。他們將整瓶可樂倒在餐盤上檢視，結果發現「內含殘渣，而且還有一隻被分解得差不多、全身泡在可樂中的黑寡婦蜘蛛。」

在喝了蜘蛛水又生病後，想當然耳，侯里斯提出法律訴訟。他因為疼痛、身體不適而控告該公司，但飲料公司的辯詞竟然說他後來出現的噁心、嘔吐、腹部疼痛和緊張，都是因為「更年期來了」導致。

好在法官並不買帳，侯里斯最終獲得六百美元的賠償金。

但這可不是第一次或最後一次出現的「更年期辯詞」。更年期被用作法律攻防利器的故事，就如《印第安納州法律回顧》（*Indiana Law Review*）雜誌裡寫的生動又可怕，使二十世紀女性經常被「煤氣燈效應」影響。偉德勒大學（Widener University）法律系教授菲里斯・T・布克斯潘（Phyllis T. Bookspan）提到，「更年期辯詞」經常「在男性主導的法庭裡使用，是一種大膽又被默認，可以在女性受傷、損害時予以貶損和其人生價值的方法。

這種做法在一九一五年，安娜・拉斯考斯基在密西根州偉恩郡，被一輛馬匹失控的運冰車撞倒、輾傷後引起軒然大波。拉斯考斯基的胸口嚴重受傷、斷了鎖骨和兩根肋骨，肩膀脫臼。當場幫他驗傷的醫師說「他幾近身亡」。當他因為受傷、疼痛和「外傷性精神衰弱」的慢性精神症狀提告People's Ice公司時，對方竟然辯稱他的傷勢「已確實恢復」，其精神狀況是「更年期」導致。

布克斯潘繼續提到，更年期辯詞最重要的前提是女性當事者年近中年，「不管是心理方面還是生理方面出了狀況，或是兩者皆有。」重點就是，這些女性身上發生的負面狀況早已發生，不能怪罪於出了問題的產品或造成意外的魯莽馬伕身上。

「更年期辯詞」的現象最終在一九八〇年停止，布克斯潘寫道，不是因為性別歧視或年齡歧視，而是因為該年美國精神科學會在《診斷與統計手冊》（*Diagnostic and Statistical Manual*）提出一個診斷標籤，稱為「更年期憂鬱症（Involutional Melancholia）」長期以來此名詞常被用在與更年期相關的症狀上。「因更年期導致的情緒和精神狀況若沒有有利且能被承認的醫學證詞，辯方肯定就會在法庭上消失了。」

剩下的問題在於：只要我們對更年期避而不談，那就只能讓別人來幫我們定義何謂更年期了。

承認它

幸運的是，現在我們越來越能大方討論更年期這個話題，而這現象將會只增不減。進步的過程可能緩慢，但我們確實正往同一個正確的方向前進。

英國在更年期相關政策和計畫上確實引領全球。舉例來看，二〇二二年英國設立了一個四國合作的更年期小組，有策略地在教育、醫師訓練和職場場域加強更年期支持和服務。身為威爾斯議會與工黨成員，頂著一頭粉色頭髮的倡議者兼小組共同創辦者卡洛琳·哈里斯（Carolyn Harris），他成功改變了威爾斯、蘇格蘭和北愛爾蘭等地的相關法規，因而免除了MHT的處方費用，他也正努力想改變英格蘭地區。「英國在這個領域上被視為全球領頭羊，但讓我驚訝的是我們依舊沒有這權利，雖然我已下定決心要繼續推動直到成功為止。」他說。在英格蘭的學校裡，孩童們也會學習更年期的相關知識：自二〇二〇年起，更年期被納入同儕與性教育（Relationships and Sex Education，簡稱為RSE）和健康教育（Health Education）的課程內容。

後來出現的英國更年期職場保證書（*Menopause Workplace Pledge*），是在二〇二一年由婦女健全組織發起，組織幹部之所以開始關心，是當時有很多女性因為更年期症狀

更年期指的是一段機運的時代——

我認為就像是二度青春期。

——美國女演員 辛西亞・尼克森（Cynthia Nixon）

而離開職場。二〇二二年，英國爭取女性權益的慈善機構福西特協會（Fawcett Society）做了一份問卷調查，他們發現有百分之四十一的女性表示，曾在職場上看到更年期被同事當成笑話（這數據是追蹤社群媒體推特上提到更年期的次數，我自己粗估調查所得）。

更年期職場保證書呼籲資方支持職場上正經歷更年期的員工，並鼓勵所有人「大方、正面且尊重地」談論更年期。後續有超過一千個職場機構簽署了保證書，不完全是小公司，還包括許多的政府公務員、皇家郵政與超市巨頭特易購。

「害怕被批評，想著自己已經過了人生黃金時期、能力不足或因為生理症狀影響而不被信賴，這些確實發生在許多女性身上。」哈里斯說：「資方公開表示支持，也讓女性能在不用擔心是否會有負面反應，更勇敢地開口詢問。」

二〇二二年，倫敦市市長薩迪克・汗（Sadiq Khan）為市政廳員工宣布一項開創性的更年期職場政策，以消除「最後的職場禁忌」。該政策包括更年期假、彈性工時、控溫工作空間、管理階級接受相關訓練、可以請假看門診，以及更多症狀察知的宣導活動。「做為男人與主管，我們要做的就是讓大眾大方談論更年期，消除其負面標籤。」汗對ITV電視台如此表示：「我不想要員工不好意思談論，因為你們不應該因為我對這話題害羞而感到丟臉。」

隨著越來越多人察覺到社會大眾對於更年期的歧視，英國女性開始尋求法律追索權。二〇二二年一份來自英國機構更年期專家（Menopause Experts）的報告指出，過去兩年內，女性對雇主提出更年期歧視的訴訟案多了三倍（二〇二一年的《泰晤士日報》曾有「資方被要求支持更年期，不然就上法庭」的頭條）。

許多公司都一一跟進，像是諾丁漢公司（Henpecked）就僱用了專家小組，與其合作在公司實行更年期友善。當該公司藉此召集成功，它們獲得了「更年期友善認證」，表明它們「創造了一個可以大方談論更年期的工作環境」，並且為工作同仁提供正確的支持。

另有其他國家也紛紛加入。在澳洲，二〇二二年國家政府就花費超過四千萬澳幣，獎勵具有知名度的更年期專家和服務機構，以及為醫生、公司企業舉辦全面性的教育宣導活動。「我知道更年期讓人挫敗，要與之共處有多困難。」英國平等事務大臣（Minister for Women）布朗妮．泰勒（Bronnie Taylor）對《雪梨晨鋒報》（*The Sydney Morning Herald*）這麼說。他自己也經歷過這過渡期，回憶自己「坐在會議桌旁，全身熱到想把打開每扇窗。對著一整間男人提到『更年期』，他們每個人都變得畏畏縮縮，不知道自己該說什麼，覺得這主題不該在職場上討論」。

我希望每間公司都能實施更年期假，就如澳洲公司Future Super在二〇二一年做的。該公司員工每年可以有最多六天的有薪更年期假，不需要提供就醫證明。這些雖然只是一小步，但也是個開始。

動員它

女性身體的自然功能經常會被當作能否在職場工作的判斷標準。二〇一九年《管理學期刊》裡有一篇特刊，提到女性的職場人生裡有3M禁忌，分別是月經（menstruation）、更年期（menopause）和育嬰假（maternity）。「他現在是在幹嘛？」我記得有個男人聽到我同事躲在辦公室門後使用電動哺乳器時的嗤之以鼻。

該期刊指出，隨著美國有越來越多人關注懷孕歧視和哺乳政策，現在終於是可以表明更年期的M沒有問題的時候，以最低限度來看，員工有權調整辦公室的空調溫度或保持空氣流通，諸如放個小型風扇或打開窗戶。

你可能會想，這些公司是不是為了盈虧而對更年期更友善。根據《彭博》指出，據估計全球生產力下降與職場上的更年期症狀相關，可以損失每年近一千五百億美元。

在美國，女性人口提供了近一半的勞動力，政府統計實際數字是百分之四十七。「職場上，有百分之四十四的女性都超過四十五歲。」約翰霍普金斯的沈文醫師指出，「全美國，每年有一百三十萬名女性過渡至更年期，政府應該要把更年期藥物納入公共衛生首要之事。」可是大部分的員工都拒絕承認更年期是生物學變化，更不用說給予為那些因其所苦的員工支持了。

我們能做什麼呢？以美國為根據地的「談談更年期（Let's Talk Menopause）」察知活動就建議，更年期女性組成員工資源團體（Employee Resource Group，簡稱為ERG）。ERG也是所謂的親和團體，依據種族、性別或個人認同，由員工主導的同質性自願群體；也可以是女性團體、退役軍人團體、LGBTQIA+團體、殘障團體等等。

因為職場多元性和包容計畫變得日趨普遍，《華盛頓郵報》就報導目前有越來越多的ERG團體。根據二〇二一年由挺身而進（LeanIn.Org）和麥肯錫公司合作，對四百二十三個組織進行研究，發現從二〇二〇年開始，約有百分之三十五的公司增加對ERG團體的支持，估計全美國有百分之九十的大公司都有ERG團體。整合想法相同的人來組成

ERG（即便只有幾個人）都能增加你的影響力及協商能力。俗話說，一個人走得快，一起走走得遠。

更年期人士組成的ERG可以一起腦力激盪，想想如何打造更年期親和的工作環境，還能夠邀請主管旁聽。以下是你可以職場上做的改變，感謝「談談更年期」和英國人力資源專家公司CIPD：

- 讓公司員工了解更年期症狀（CIPD的網站寫道：更年期會影響個人自信，和完全不懂更年期的人談是很可怕的事）。
- 指定一個行政主管（會負責任的）為更年期召集人。
- 提供降溫工具，像是風扇、飲用涼水、冷卻室（這樣女性就不需要一直去開茶水間的冰箱，假裝在找東西）。
- 允許更多的休息時間，好讓女性在像是出現圍停經期流血時可以隨時跑廁所。
- 詢問能否有彈性工時，例如因為熱潮紅和夜間盜汗而睡眠不足時，可以晚一點進公司。
- 確保工作服裝可以因應熱潮紅發作而調整。

● 安排一些能夠遠離職場噪音的安靜房間，這可以減緩壓力也能提升專注力。

NAMS會長史黛芬霓．佛比翁曾對《財富》雜誌說：「現在職場對更年期的態度，還處於三十年前看待懷孕與哺乳的時期。」他繼續補充，公司企業「需要理解這是很正常的事，支持女性度過這段過渡期才能為所有人謀福。」

麻省理工大學年齡實驗室（AgeLab）創辦人約瑟夫．F．柯佛林（Joseph F. Coughlin）對《今日》雜誌說：「超過五十歲的女性，其實是最被低估的創新力來源和新興企業力之一，他們有非常多新穎的點子，見過大風大浪，也很有膽識與意願去做。」年紀更大的女性跟歷史上同齡的女性相比，接受了更多的教育。

在我採訪這麼多醫學專家、主管時，我反覆聽到的宣告是：現在正進入圍停經期的千禧世代不會像上世代的人默默承受。他們反而會大聲主張，宣導職場上對更年期的支持。「老天爺，千禧世代是最難搞了。」一位CEO曾用既煩躁又讚美的口吻對我說。

儘管當前更年期女性的需求在職場上仍然大多被忽略，但對行銷人員來說卻不是這樣，他們已經發現這些高消費能力的女性碰到許多問題，但都欠缺解決辦法。據估計，全球的更年期市場在二〇二八年前可達到兩百二十億美元。

美妝保養趨勢也延伸到更年期。過去幾年出現了許多大型企業，很多都是由女性創立起家，專為我們這些更年期女性提供調配好的保養配方，從營養補充品、洗髮精到美妝品，滿滿皆是。

部分公司也致力於這些產品更容易取得，英國的藥妝連鎖店Boots就在二〇二一年成立「更年期支持樞紐（Menopause Support Hub）」主打像是私密處保養品、更年期維他命以及增加髮量護髮品的系列產品。既然更年期已不算是新興類別，自然還有其他公司想加入這個行列。

行銷業者也開始發現緩解更年期症狀的產品不見得要毫無生氣的設計——無聊的土色包裝加乾燥樹葉，何不乾脆放個棺材呢？

市面上許多產品反而採用奢華的包裝，漂亮的玻璃瓶身搭配金色文字，表現出廠商的信心所以將商品展示上架，而不是只想丟入抽屜，和皮膚乳霜、痔瘡藥膏放一起。甚至「更年期」這個名詞還會直接標明在標籤上，這樣反而受歡迎，而不是看了就不開心的「抗老化」。

美膚品牌Erno Laszlo的已退休執行長洛薛兒．威茲納（Rochelle Weitzner）告訴我，更年期護膚品牌Pause Well-Aging是他在圍停經期後創立，他當時自問：「適合我們的

我聽過有人形容更年期是人生中，

一個重新回到童年時無憂無慮、全然自我的時期。

你會完全展現自己的奇特一面，不太在乎別人的想法。

我相信並非每個人的體驗都是如此，

但這個可能性和希望令我鼓舞。

我親眼見過這種情況發生。

——美國女作家 艾蜜莉．古爾德（Emily Gould）

產品到底在哪裡？」他意識到自己一直在推廣可以永保青春的美妝產品，「我忽略的不只是數百萬名年紀比我大的女性，我甚至忽略了自己的未來。」

威茲納說在二〇一九年他要創立該品牌時就非常地難，光是要說服投資主放膽嘗試就花了兩年時間，做了超過兩百次的簡報。在他成功找到投資主後，還與不敢冒進的美妝雜誌方見面，因為那些人說不想讀者覺得自己不夠好。如今名流人士紛紛創立更年期品牌，「更年期」被穿上一件漂亮的外衣。葛妮絲・派特洛就曾哀嘆我們社會沒有一個成功的更年期女性範本，於是他決定走上這條路。派特洛和卡麥隆・狄亞、茱兒・芭莉摩、足球明星艾比・瓦姆巴克（Abby Wambach）、作家格倫儂・道爾（Glennon Doyle）等名人一起為保健電商品牌Evernow背書，此公司為圍停經期和更年期使用者提供直接為消費者服務的網路荷爾蒙療法。訂閱服務包括可不限次數地向其醫療團隊諮詢，以及運費實惠的荷爾蒙療法藥物雌二醇或克憂果，必要時還提供黃體素補充品。出資人也大方挹注資金，在書寫本書的此刻，Evernow已經募得超過兩千八百萬美元的資金。

當然，更年期照護有個緊急迫切的問題，就是無法將治療方案送達低收入的人手中，而他們往往是最需要照護的對象。

「很多很棒的公司都願意站出來，展現對更年期照護的重視。」紐約大學朗格尼醫學院婦產科臨床助理教授、聯邦基金會（Commonwealth Fund）進階健康公平計畫副主席蘿里．澤菲林（Laurie Zephyrin）道：「可是你知道嗎？這些方法都得掏腰包花錢，但這些人連保險的部分都搞不清楚。所以我問創業者們，你們要怎麼做，才能讓不同收入程度的人都能獲得解決方法呢？」

「menotech」是一個越來越常見於商業期刊上的字彙。在生物醫學界，許多公司包括紐約的Gameto都投入巨額資金研究如何延遲，甚至是消除更年期。就如該公司網站上說的，Gameto「欲將更年期的醫學負擔變成選項，雖然卵巢被許多傳統醫學歸類為『老年』，但身體其他部位絕非如此。既然人類健康藍圖和預期壽命已有明顯增幅，我們深信這種生物現象不再符合其訴求，是一個值得想辦法解決的問題」。

可能有人會想反駁，但這至少已經是更年期對話的一部分。

同時，生技新創公司Celmatix正在研發一種可以把更年期推遲十五年的藥物，以阻撓經常伴隨更年期一起出現的健康問題，例如心臟病。該公司CEO皮拉耶．拜恩姆（Piraye Beim）告訴《財富》雜誌：「更年期控管才是真正的實驗性項目。」

直到近期，更年期都還是女性人生裡沒有數位景貌的少數階段之一。如今各種交友工具也如雨後春筍出現，像是Peanut Menopause就是社群媒體品牌Peanut的分身，有著像是Tinder的匹配功能，以及適合有色人種使用的Menopause Made Modern的內容平台。

最振奮人心的發展，就是如凱蜜拉．菲利普斯等婦產科醫師都能見於社群媒體，也累積了渴望獲得婦女健康新知的眾多粉絲。「我很開心所有人都能學到很多，特別是健康，藉由網路、IG和抖音達到。」菲利普斯說：「這絕對會讓女性有更多可以發聲的權利，知道有一群人共享經驗。」

今日的美國，女性婦產科醫師也變成多數，二〇一九年，美國醫學院學生的女性人數首度多於男性，未來更年期也會成為共享的經歷之一。

更年期這個議題也慢慢跨入文化領域，雖然尚未掀起軒然大波，但是能見度開始增加，過渡期的女性也被描繪成擁有足夠力量的人。知名的丹麥政治懸疑劇《權力的堡壘》（Borgen）第四季中，政治家碧琪特．奈伯格（Birgitte Nyborg）就對醫生抱怨：「我可不能每天換三次襯衫，我可是外交大臣。」二〇二二年克斯玎．米勒撰寫的復仇奇幻懸疑小說《The Change》已被改拍成電視劇，說的是退休執行長喬．李文生（Jo Levison）的故事，「他剛邁入更年期，那隨時可能爆發的憤怒和熱潮紅，讓他覺得是最後一根稻草——直到他發現自己有能力轉移它們，最後使這些憤怒轉化成自己的力量。」這種女性將熱潮紅的可怕威力轉移最後爆發的劇情，有可能在十年前成為熱門話題嗎？

另外，看到愛情小說如今也將更年期女性放入「人生後期」的類別裡，這也是鼓勵人心——太好了，中年女性可以做愛！

「這種類別的內容逐漸增加，因為書籍市場有非常大的需求，希望看見年紀大的女英雄應對中年問題。」超自然浪漫小說家麗莎・曼尼佛德（Lisa Manifold）表示，他在四十五歲時經歷了更年期。「我不再是二十多歲的女人了，我大部分的讀者也不是。」在他受歡迎的六部曲著作《The Oracle of Wynter》中，標題分別是：**通靈術&夜間盜汗、厄運&掉髮、魔咒&失眠、不祥之物&熱潮紅**。

多虧了知名插畫家艾蜜莉・麥克道爾（Emily McDowell），現在還有更年期問候卡片，其中一款是幾個大色塊，上頭寫：**更年期！我想問問題。圍停經期？我現在是嗎？我不覺得自己是。睡覺是什麼東西？我忘了，有可愛的吸汗被單嗎？這些模糊資訊又是什麼鬼？WTF？WTF？WTF？至少我們得以一起WTF。清晨四點傳訊給我吧，我反正是醒的！**

讓它正規化

要讓更年期被大眾看見，這可能是最重要的關鍵。

如果有超過十億的人今年將進入更年期，還會有這麼多人持續沉默以對嗎？當我們可大方談論時，才能看到真正的改變。成為打破沉默的那個人吧。在會議時請同事給你一分鐘，因為你熱潮紅發作了。不需要感到愧疚或抱歉，直接說出來。把這段人生過渡期告訴家人，直到他們聽到煩了，不需要再提醒。把詳細的情形跟醫生說，讓他知道到底你的身體和大腦發生了什麼事。問問朋友是否也有類似症狀，分享你是如何改善。對朋友、家人、同事、公司主管談得越多、越多人知道，我們就能為更年期移除污名。

「要擊退羞恥，最好的方式就是正面迎擊。」西奈山醫院的心理醫師梅麗莎・羅賓森布朗建議。「不要藏起來。就從家人和親密的朋友開始，分享你的經驗。一開始的經驗可能不好，但是沒關係。好好擁抱這種不適感，可以留意但不需要為此停下。」

只要能突破這種不適感，之後就會倒吃甘蔗了。「最後你就可以幫助那些親密友人，讓他們也能自在分享自己的經驗。」羅賓森布朗繼續說，「但為了改變這種文化，我們必須要先可以自在討論。那些父權主義者、性別歧視早已在這個社會制定了規則，

出門去交流、交朋友、加入社團，以自己為榮吧。

你正準備好要過渡至更年期，

所以要留意自己的情緒、生理和心理狀態。

感覺有壓力的女人會有更長、更難的更年期，

接受它的人反而不會太煎熬。

——美國女星 卡麥蓉・狄亞茲（Cameron Diaz）

現在我們要改變這種論述。」

我現在都很謹慎，避免把羞恥感轉嫁到自己身上。我非常了解自我對話的力量，即便是自處時，也不讓歧視老年的任何字眼出現在對話裡。照鏡子時，我會克制自己不去想：**你的脖子根本就像煙燻肉腸，或是哇，你的頭髮有夠毛，活像茱兒・芭莉摩在八〇年代拍的電影《燃燒的凝視》（Firestarter）**。

我的朋友麗莎說他會在焦慮時喊自己甜心，「沒事的，甜心。」我也是一樣，麗莎已經上大學的女兒非常喜歡這種作法，喜歡到他把「甜心」兩個字刺在手臂上，向母親致敬。

練習自我同理心已被證實有很多益處，包括緩和恐慌和憂鬱。匹茲堡大學的蕾貝卡・瑟斯頓與同事就發現二〇二一年某份研究，懂得自我同理心的中年女性罹患潛在血管疾病的風險較低。有誰比你更需要在這段過渡期期間被好好對待？有誰比你更值得被關愛呢？

除了能自在地經常討論更年期，也要讓自己努力吸收相關資訊。長期以來的窒礙難行讓你感到無力，但知道越多的更年期知識，你就能更淡然處之。二〇二〇年一篇厄利垂亞（Eritrea）中年老師的研究被刊登在《BMC婦女健康》（*BMC Women's Health*），該研究發現當老師在研習三天的更年期課程後，他們對於更年期的態度就有明顯改善。研究人員寫道：女性察知增加時，就改善了他們的態度、衛生行為以及衛生習慣，最終得以整體改善生活品質。這樣的改變真的很驚人。

知道更年期症狀可以治療或至少能有所掌握，也可降低恐懼和擔憂。

聖路易市華盛頓大學的瑪克芭．威廉姆斯指出，邁入更年期之後，「只要你還活在地球上，就只能與之共處。若這個階段將耗去你半輩子的時間，身為醫生，我們希望你在這段時間可以最開心、最健康。這是一段你可以擁有自己的時間！你會成功，也熬得過去，但你需要正確的知識資訊。」

我在了解更年期以前，唯一讓我感到懷疑和絕望的理由是我對它一無所知。而我不是唯一有這問題的人。二〇一〇年，《BMC婦女健康》裡有篇針對更年過渡期女性的台灣研究，發現女性在比較年輕時，對更年期都是抱持負面態度，但是進入後更年期的女性面對更年期的態度就「比較正面」。

這也是我的經歷。羅賓森布朗說：「如果你有孩子，他們可能長大了，代表他們可以獨立，你就有更多自己的時間。你可能在職場上更上一層樓，或是開始新事業，讓你感到振奮期待。這段時間適合旅行、投入新嗜好、多多出遊、重新和老朋友交流的。」（我妹妹就立誓他每年至少要結交一個新朋友：真的能有所交流的朋友，不是認識而已）。

哈佛大學的哈玎．喬菲說：「這是段可以反思的時間，問問自己：現在我正值人生重要關頭，什麼對我才是有意義？什麼才是重要的？而不是大喊我的老天，我慘了。」

如果是尚未進入更年期的女性，「可以看看這個階段的淡定平靜是什麼樣貌，」作家杰曼妮．格里爾（Germaine Greer）寫道：「這樣過渡期的關卡就會少一些。」

不久以前，我在翻閱《紐約時報》裡關於更年期故事的評論時，有一篇特別讓我有感，那個人署名極光（Northern Light），「你知道嗎？在雌激素接管、長出胸部、每月來月經和偶爾因為性慾而看錯人之前，我很喜歡待在我的身體裡。」

我也是這樣——雖然我認為更年期不會神奇地改變你的能力，讓你做出最好的選擇。但看完本書後你會注意到，我一直在避免要求你擁抱你的「智慧」。

「智慧」這個詞常見於更年期的迷因裡，老實說，我覺得這個詞給了我們偌大壓力。如果我們根本沒變聰明呢？人生經驗不一定就是「智慧」。即使你已屆中年，也不代表你就可以從山頂退守、把所有真相炸彈丟給懇求答案的人。

就如美國作家諾拉．艾芙倫（Nora Ephron）寫的《我覺得脖子怪怪的》（*I Feel Bad with My Neck*），「每次我讀到關於年紀的書時，不論是誰都說變老很好，能夠變聰明、圓滑，但我真的受不了會說這種話的人。」

但我確實同意《紐約時報》那篇評論——較少做出錯誤決定的論點。我寧願自己是五十歲而非二十歲，我已經在二十歲時有過瘋狂的人生時光。我當時是《滾石雜誌》的記者以及MTV2台的VJ主持人，沒在訪問知名音樂人時我都在紐約市的各處玩，混舞廳和酒吧，享受年輕和自由。

不論如何，我都不想回到那時候，當時的我大腦從未休息，總是一片混亂。我曾在做出可怕的選擇之後，又做出糟糕透頂的另一個選擇，不管是我吃進嘴裡的食物還是約會對象。我曾經非常在意別人怎麼看我，我會瞎忙半天只為了取悅他人，不知道善待自己。我現在會對二十幾歲的人說我喜歡現在的自己，但他們都不相信，雖然我在他們的年紀時也不會相信，但我說的是真的。

掰掰，月經和不安！我不會批評自己了。我知道自己是什麼樣子，我現在的心情很平和，對他人相處也都直球對決，不再浪費時間，讓我得以保留心力和情緒能量。我讓自己與會支持我、陪伴我的人相處。演員兼倡議者賈米拉・賈米爾（Jameela Jamil）在他的播客I Weight裡分享了我也有同感的事——他不再有討好任何人的壓力。與人交談時，他不再去煩惱我是否讓他們印象深刻？**我有吸引到他們嗎？**「我考慮的是『我們合不合得來？』有任何理由繼續這個對話或是與這個人有進一步的互動嗎？」賈米爾說，他已經三十多歲，但顯然提早認知到這一點。「我覺得我們不斷到處去面試別人令人擔憂，我們也因為會去想『誰來迎合我們呢？』而感到沮喪。」

賈米爾繼續說：「人生苦短，我不想把力氣留給我不想接近的人。我的時間很寶貴的，我個人的價值高到不會讓自己再落入那個境地。」他的話讓我想了很久，當我發現自己又在「面試」時，我就停止這樣做了。

我已經準備好要邁入作家愛麗絲・華克（Alice Walker）說的「幹勁十足和八面玲瓏的階段」。

「這真是我們人生中最棒的時刻，」洛薛兒・威茲納說：「我們有最多的自由，根本不在乎別人怎麼想。」我很喜歡這種把更年期當作自由年代的想法。

格洛麗亞・史泰納姆（Gloria Steinem）在他寫的《Revolution from Within》裡，提

到「更年期反而帶來他渴望已久、相對安穩且能自我表現的時代」。對我來說也是如此。

我希望你們能學到與更年期相關的一切，和他人分享你的經驗，必要時就尋求治療，不需要時時克制自己以免崩潰爆炸。

我的夢想是，那些視更年期為人類原始發展的觀點，最終能滋養我們的文化，讓這概念變得更普及，當它真的來臨時，就只是**噢，原來是這樣**。

我最熱烈的期盼是當大眾意識到自己邁入這個自然、正常的人生階段時，不會緊張或困惑，而是只有聳肩的反應。

謝詞

首先要感謝所有我曾諮詢過、並被引述在書中的專家們，還有所有努力想改善婦女健康的英雄。我得單獨向耶魯大學醫學院的茗金教授致謝，在我撰寫本書之初，他就給我很多的時間，指導我非常多的知識。

感謝我的經紀人亞歷山德菈・馬辛尼斯特（Alexandra Machinist），謝謝他以一貫精準的直覺以及豐富的學識指引我。他是我幾十年前剛搬到紐約時，超級希望能遇見的紐約客化身——光鮮亮麗、睿智聰慧。我說過很多次，遇到他之後，我的人生變得更棒了。另外，也要感謝他可愛的助理米娜・波茲曼（Mina Bozeman）。

我同樣感謝米雪兒・豪里（Michelle Howry），他也是很棒的人：和善、能幹且熱情。不論我向誰提到他是我的編輯，都會得到「噢，我愛死他了」的回應。

我深深感恩傑出的普南（Putnam）團隊：艾許莉・迪迪歐（Ashley Di Dio）和「TK」。楠西・英格里斯（Nancy Inglis）是位非常棒的文字編輯，他的聰慧讓本書的最後製作階段也充滿歡樂。

感謝潔西卡・葛羅斯（Jessica Gross）、梅蘭妮斯・麥可菲（Melonyce McAfee）、

羅里・雷柏威奇（Lori Leibovich）和法拉・米勒（Farah Miller），他們皆是我在《紐約時報》的成功編輯群，在許多方面都啟發了我。

感謝紐澤麥迪遜圖書館裡從未出錯、幫助很大又樂觀的圖書館員們，還有蜜雅・馬托斯（Mia Matos）幫我梳理譯注的部分。

我更感謝我的朋友，他們不僅分享自己的故事，也提供很實在的評語。謝謝你們，費絲・薩里（Faith Salie）、提娜・埃克薩何斯（Tina Exarhos）、茱蒂・麥克葛雷斯（Judy McGrath）、蘇珊・凱普洛（Susan Kaplow）、蘿倫・美希林（Lauren Mechling）、曼娜・瑟雷西（Menna Seleshi），還有張崔西（Tracy Chang）。我還要特別感恩我最愛的救生索茱莉・克蘭姆（Julie Klam）。

我終身感謝鮑伯・洛夫（Bob Love）、凱倫・強斯頓（Karen Johnston）、艾比蓋兒・華爾許（Abigail Walch）、泰瑞・里爾（Terry Real）、西琍亞・艾倫伯格（Celia Ellenberg）、蘿拉・提斯鐸（Laura Tisdel）、凡妮莎・莫伯利（Vanessa Mobley）和芙蘿拉・斯塔勃（Flora Stubbs）。

感謝我父母給我的一切。在我八歲決定要當作家時，他們就在車道尾端放了一張桌子，販售「珍西的書」（在書還沒賣出去時，告訴我絕對不要放棄）。他們一直支持著我，包括書寫整本書的過程，還要忍受我因為驚慌而打的無數通電話。他們教我堅毅、恢復力，還有要考慮在我事業和人生上給予我幫助的人的看法。我的父母非常包容，任憑我在多本著作中持續提到他們。既然他們能不斷講出金玉良言，我這個作家還能怎麼做呢？

我想給我的妹妹兼人生摯友迪娜、海瑟一個大大的感謝，要怎麼寫才能表現出他們對我有多重要呢？我又該如何忍住流不停的眼淚呢？

如果沒有我丈夫湯姆．凡德比爾德（Tom Vanderbilt）的協助和鼓勵，我絕對完成不了這本書。他不僅讀了無數次的初稿，當他了解更年期後，他也成為我最體貼的重要夥伴，確保我有充分的休息，把我從電腦前拽走好出門散心，在我非常情緒化的時候安撫我，還很貼心地在熱潮紅噴霧用完時立即幫我進貨補充。謝謝你，湯姆。

除了閱讀書籍，

真有不適時，

你需要的是尋求醫療協助。

● 台灣更年期醫學會
http://www.menopause.org.tw/

● 衛生福利部國民健康署
https://www.hpa.gov.tw/Home/Index.aspx

● 台灣婦產科醫學會
https://www.taog.org.tw/

國家圖書館出版品預行編目資料

掰了，我的大姨媽 / 珍西．唐恩 (Jancee Dunn) 作；
游卉庭譯. -- 初版. -- 臺北市：三采文化股份有限公司
, 2024.09
面；　公分. -- (Mind Map：273)
ISBN 978-626-358-472-3(平裝)

1.CST: 更年期 2.CST: 更年期生理 3.CST: 婦女健康

417.1　　113010612

個人健康情形因年齡、性別、病史和特殊情況而異，本書提供科學、保健或健康資訊與新知，非治療方法，建議您若有任何不適，仍應諮詢專業醫師之診斷與治療。

suncolor 三采文化

Mind Map 273

掰了，我的大姨媽

更年期後更愛自己，第二青春期的身心整理

作者｜珍西．唐恩（Jancee Dunn）　審訂｜李毅評（威廉氏後人）　譯者｜游卉庭
主編｜黃迺淳　美術主編｜藍秀婷　封面設計｜李蕙雲　版權副理｜杜曉涵
行銷協理｜張育珊　行銷企劃主任｜陳穎姿
內頁編排｜中原造像股份有限公司　校對｜周貝桂

發行人｜張輝明　總編輯長｜曾雅青　發行所｜三采文化股份有限公司
地址｜台北市內湖區瑞光路 513 巷 33 號 8 樓
傳訊｜TEL：（02）8797-1234　FAX：（02）8797-1688　網址｜www.suncolor.com.tw
郵政劃撥｜帳號：14319060　戶名：三采文化股份有限公司
本版發行｜2024 年 9 月 27 日　定價｜NT$420

suncolor

suncolor

suncolor